TABLEAU

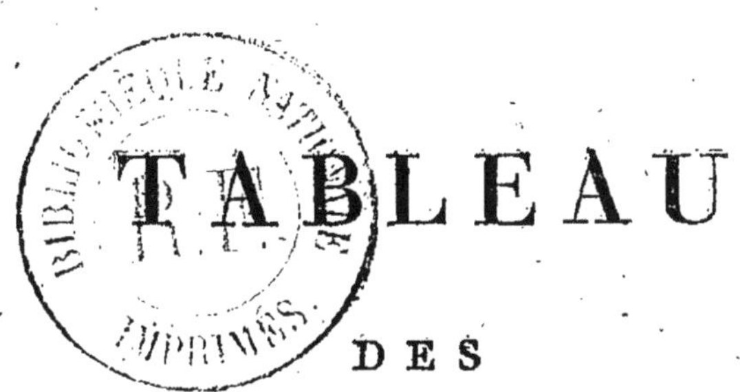

DES

ACCIDENS FUNESTES

QUI RÉSULTENT

DU MAUVAIS TRAITEMENT DE LA GALE.

Cet Ouvrage se trouve chez les Libraires suivans :

A PARIS,

Chez ALLUT, Impr.-Libraire, co-propriétaire
de l'ouvrage, rue de l'Ecole-de-Médecine;
GABON, place de l'Ecole-de-Médecine;
CROULLEBOIS, rue des Mathurins;
et chez les Marchands de Nouveautés.

TABLEAU

DES

ACCIDENS FUNESTES

Qui résultent du mauvais traitement de la Gale, ou de sa répercussion; faits qui intéressent les Citoyens de toutes les classes.

Dans cet Ouvrage, on expose aussi la Manière ou Méthode de guérir cette Maladie contagieuse, sans suites dangereuses.

PAR P. FAVAREILLE-PLACIAL,

Docteur de l'ancienne Université de Bordeaux et en Chirurgie. Chirurgien titulaire du département de la Gironde, du District et de la Municipalité dudit Bordeaux, pour la visite des citoyens en réquisition; ancien Chirurgien-Major de l'armée nationale de la ci-devant Sénéchaussée de Guienne, de l'avant-garde de celle de Bretagne, en infanterie de ligne; et Officier de santé de première classe, tant des armées, qu'en chef aux hôpitaux militaires; pensionné du Gouvernement, et décoré de la vétérance militaire; ancien Chirurgien de l'Hôtel-Dieu de Paris, et Docteur de l'École de Médecine de la même ville, etc.

Tantùm series juncturaque pollet !
Tantùm de medio sumptis accedit honoris !

HOR. , Art. poët.

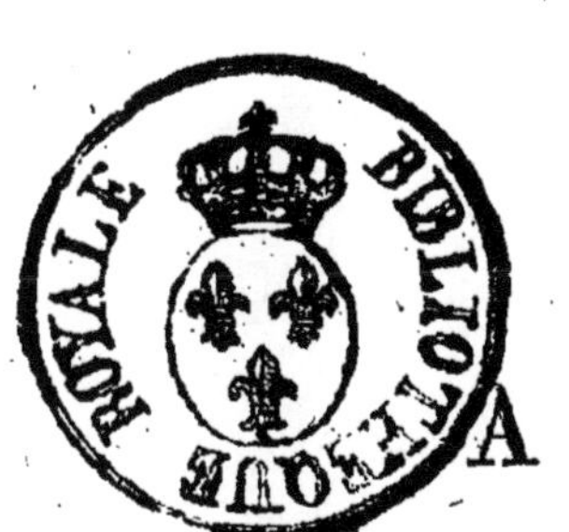

A PARIS.

De l'Imprimerie de P. ALLUT, Propriétaire du Journal de l'Encylopédie de Médecine et de Chirurgie, rue de l'Ecole-de-Médecine, n°. 6.

1808.

Conformément à la Loi, l'Auteur de cet Ouvrage a déposé deux exemplaires à la Bibliothèque Impériale.

Tous les Exemplaires qui ne seront pas signés de l'Auteur, seront regardés comme contrefaits.

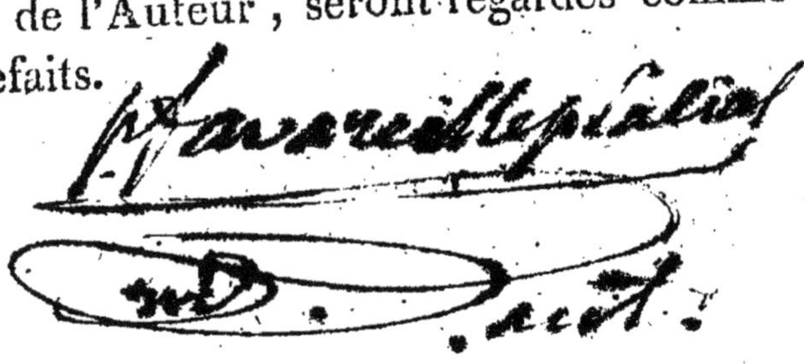

n° 17.

ÉPITRE DÉDICATOIRE

A

MONSIEUR SABATIER,

De la Légion d'Honneur, Membre de l'Institut, Professeur à l'Ecole de Médecine de Paris, Chirurgien en Chef et Consultant à l'Hôtel impérial des Militaires invalides, et l'un des Chirurgiens Consultans de S. M. l'Empereur et Roi; Membre de l'ancien Collége royal de Chirurgie, de l'Académie des Sciences, et de celle de Chirurgie, etc.

MONSIEUR,

Lorsque je conçus le projet de publier ce tableau sur les accidens funestes qui résultent du mauvais traitement de la gale, ou de sa répercussion, vous eutes la bonté de l'approuver, ainsi que de me permettre qu'il parût sous vos auspices.

C'est à vos bontés et à vos soins, Monsieur et vénérable Maître, que je dois les premiers élémens de l'art de guérir; enfin, c'est à vous à qui je dois attribuer le mérite, des succès que j'obtiens depuis tren te ans dans ma pratique, tant civile que militaire.

Il est donc heureux pour moi de pouvoir vous dédier cet Ouvrage, comme un hommage de ma reconnaissance ; hommage que je vous dois à des titres bien plus éminens aux yeux du sage : c'est aux vertus qui vous distinguent, qui vous font chérir et respecter par-tout où il y a des gens de bien, et où les sciences sont cultivées.

Je suis, avec respect ;

MONSIEUR,

Votre très-humble et très-obéissant serviteur et disciple,

P. FAVAREILLE-PLACIAL,
Médecin.

INTRODUCTION.

Plus l'homme s'est éloigné de la vie frugale et régulière , plus il a été susceptible de maladies , d'infirmités , de peines et de vicissitudes. Cet état affligeant pour l'espèce humaine , détermina sans doute les premiers de nos pères qui en ressentirent les effets, de rechercher les moyens pour s'en préserver ; à la vérité , ils durent éprouver beaucoup de difficultés dans leurs recherches ; et s'ils parvinrent à obtenir des succès, ce ne fut qu'après avoir vogué au milieu d'écueils innombrables. Cependant les méprises qu'ils firent dans les alimens et dans les remèdes, n'ont pas été infructueuses pour nous : car, à mesure que ces observateurs obtenaient des succès dans leur pratique , ils les notaient avec soin. Telle fut la conduite des Chaldéens, des Babyloniens, des Assyriens , des Mèdes et des Egyptiens. Ces derniers faisaient inscrire dans Memphis (autrefois capitale d'Egypte) , au Temple de Vulcain et d'Isis , les remèdes avec lesquels ils guérissaient. C'est à ces peuples dignes d'admiration , qui vivaient il y a plus de quatre mille ans, que nous sommes redevables des premières découvertes en médecine, et dont il nous reste encore quelque tradition.

C'est d'après ces principes irréfragables, que les médecins grecs des premiers âges avaient grand soin de faire écrire dans le temple d'Esculape, tant en l'île de Cos qu'à Epidaure, les remèdes avec lesquels ils guérissaient leurs malades, afin de faire connaître au peuple les découvertes qu'ils avaient faites. Un médecin philosophe de nos jours (M. *Clerc*) a dit que l'observation est le premier pas vers l'expérience; que celle-ci est la base des connaissances certaines, et le fondement de tous les succès en médecine; que c'est par elle, que nos premiers maîtres sont parvenus à la connaissance des propriétés des remèdes, tant simples que composés.

C'est d'après ces principes si dignes d'être suivis, et de trente ans de pratique civile ou militaire, que je suis parvenu à observer constamment les suites fâcheuses qui résultent du mauvais traitement de la gale, ou de sa répercussion. Accidens qui entraînent presque toujours la perte du malade.

Pénétré de ces malheurs, et désirant que mes concitoyens les évitent, je m'empresse de les leur exposer dans cet ouvrage, ainsi

que les moyens curatifs, qui, employés méthodiquement, n'entraînent aucune suite
fâcheuse.

Des praticiens regardent cette maladie
comme de peu de conséquence ; cependant
elle offre un tableau aussi effrayant qu'affligeant pour l'espèce humaine, lorsqu'elle
est répercutée, ou mal traitée. De là, nais-
sent une infinité de maladies ou d'infirmités, contre lesquelles les ressources de
l'art de guérir sont très-souvent infructueuses.

Beaucoup de médecins et de chirurgiens
célèbres ont traité de la gale dans leurs écrits,
où ils ont même décrit plus ou moins les
dangers que j'expose dans ce tableau. Mais,
comme leurs ouvrages, très-volumineux et
très-coûteux, ne peuvent pas être consultés
par tout le monde, je me suis déterminé à
publier celui-ci, que je pourrais affirmer
être le premier de ce genre : j'ai fait mon
possible pour le rendre intelligible, même aux
personnes les moins instruites ; à cet effet, j'ai
évité tout terme peu familier à beaucoup de
lecteurs, et quand j'ai été forcé de me servir
de ceux de l'art, je les ai rendus par d'autres
plus connus.

En présentant au public cet ouvrage sur
les accidens précités, ainsi que du traitement

nécessaire pour guérir de la gale, je n'ai eu
ni la prétention de publier aucune vue nouvelle, ni d'analyser la nature de cette affection, ni d'examiner les principes qui la rendent
contagieuse. Je n'ai point prétendu non plus
donner à cette partie médicale tout le déve-
loppement dont elle pourrait être susceptible ;
je laisse cette tâche à remplir (quoiqu'inutile pour le public) aux hommes de l'art,
dont les connaissances sont au-dessus des
miennes.

Mon objet principal, en traitant de la maladie psorique, ainsi que de ses moyens curatifs,
est d'exposer les accidens fréquens auxquels
se livrent ceux qui se traitent eux - mêmes,
soit en éludant les sages conseils des hommes
instruits et reconnus en médecine, ou en se
confiant à ces hommes à secrets, qui se di-
sent médecins, dont cependant toute la science
consiste le plus souvent à faire des dupes,
ou même des victimes ; soit enfin en se confiant à certains apothicaires-droguistes, ou herboristes, qui prétendent tout connaître, et ne
voient dans les malades qui ont la simplicité
de les consulter, et dans les maladies qu'ils
ne connaissent pas, qu'un moyen d'augmenter
leur fortune. Quel bonheur pour l'humanité,
si ces divers personnages se renfermaient dans
le cercle de leur profession individuelle ! Non-

seulement ils ne nuiraient pas aux malades, mais encore ils acquereraient par là l'estime générale de tous les citoyens probes et honnêtes, et donneraient en outre une preuve non équivoque d'attachement, de respect et de soumission aux lois dictées par la sagesse du gouvernement. Nous avouons avec franchise que cette conduite de leur part nous aurait épargné le désagrément de leur rappeler *ce* à quoi ils n'auraient jamais dû s'exposer. Car un coutelier qui fabrique les instrumens de chirurgie, peut-il pour cela, et a-t-il les lumières nécessaires pour faire les opérations chirurgicales? C'est ce que personne ne pourra croire. De même, un apothicaire-droguiste, qui vend des médicamens, ainsi qu'un herboriste qui dessèche des plantes, connaissent-ils pour cela les maladies auxquelles ces moyens curatifs peuvent convenir? non, sans doute. Quel aveuglement de la part de ces hommes ignorans, qui ont la prétention de vouloir tout connaître !!

Cependant l'arrêt du parlement de Paris, du 29 avril 1595, porte que les apothicaires et droguistes ne peuvent faire aucune composition de médecine pour quelque maladie que ce soit, sans l'ordonnance du médecin.

L'article 26 de l'édit de mars 1707, porte qu'il est défendu, sous peine de 500 francs d'a-

mende, à quiconque n'a pas fait ostensible-
ment le cours d'étude en médecine , et s'il n'a
en outre subi les examens probatoires en cette
science , de s'ingérer dans l'art de guérir : le
fît-il , ou voulût-il le faire d'une manière dé-
sintéressée et gratuite. L'arrêt de la même cour
précitée , du 15 janvier 1755 , « défend aux
empiriques, ou vendeurs d'orviétan , et généralement à toutes personnes , de quelque qualité et condition qu'elles soient, d'exercer la
chirurgie, de débiter aucun remède, soit interne, soit externe, si elles ne prouvent pas, par un
cours régulier d'étude , et des examens subis,
qu'ils sont en état de les administrer avec connaissance ».

A ces sages dispositions , vient l'article 32
de la loi du 21 Germinal an onze de la République , relative à l'organisation de la Phar-
macie , dans lequel article est dit , que les
pharmaciens (apothicaires) ne pourront livrer
ni débiter de préparations médécinales , ou
drogues composées quelconques , que d'après
la prescription qui sera faite par les docteurs
en médécine ou en chirurgie , ou par des
Officiers de santé ; ils ne pourront vendre aucun remède secret. etc. etc. etc.

Tous les édits , arrêts et lois précités ,
n'ayant été dictés par la sagesse du gouvernement , que pour prévenir les abus et acci-

dens qui en résultent, ne peuvent être mé-
connus par qui que ce soit, encore moins par
les droguistes-apothicaires et les herboristes,
dont nous parlons. Néanmoins les uns et
les autres se mettent peu en peine des malheurs qui succèdent à l'administration des
remèdes ou plantes qu'ils vendent.

C'est ici le cas de dire, avec le père de la
médecine : *Imperitia malus thesaurus,
timiditatis et audaciæ nutrix ; timiditas
enim impotentiam, audacia vero ignoran-
tiam arguit.* Hipp. Lex.

DE LA GALE.

Lᴀ Gale (en latin, *scabies* à *scabendo*, gratter), les Grecs la nomment ψωρα de ψω, je réduis en parcelles en grattant, est une maladie aussi contagieuse et plus constante que la peste, qui se manifeste par une éruption de petites pustules qui affectent toutes les parties du corps, excepté la face. Ces pustules causent une démangeaison et un prurit insupportables, et sont quelquefois suivies de rougeurs inflammatoires et d'ulcérations. Elles se manifestent plus particulièrement aux environs du nombril, aux poignets, entre les doigts, aux coudes, sous les jarrets et les aisselles; enfin dans les parties où l'humeur séjourne d'avantage.

Je n'entrerai pas dans aucun détail où peut être le siége de cette maladie, attendu que mon but est étranger à ce systême; cependant je ne prétends pas non plus laisser dans l'oubli les opinions des auteurs à ce sujet.

Il y en a qui veulent que le siége de la gale réside à la peau, et la placent aux extrémités des canaux excrétoires des glandes miliaires, dans l'endroit même où ces canaux se terminent à la superficie de la peau.

D'autres, tels que M. *Raimond*, etc., pensent que le siége de cette maladie est dans les mamelons, ou houpes nerveuses, qui forment l'organe du toucher ; enfin, M. *Dufouard*, Membre de l'ancienne Académie royale de Chirurgie, croit que la gale existe dans le tissu cellulaire, et non dans le sang, ainsi que le pensent plusieurs praticiens. S'il m'était permis d'émettre mon opinion, en respectant *celles* de ces habiles Auteurs, je crois que cette question restera long-temps sans recevoir de solution satisfaisante, tant pour le praticien zélé que pour l'humanité.

———

On distingue la gale en humide, *scabies crassa, humida,* et en sèche, *scabies sicca,* qui suppure peu, *aut scabies canina,* qui ressemble à celle dont les chiens sont affectés, *à pruritu,* démangeaison.

La gale humide se manifeste par de grosses ampoules ou pustules, pleines de sérosité, ordinairement claire, limpide, et très-âcre, qui cause des excoriations et même des ulcères cutanés et croûteux aux parties où elle se répand. La gale humide est familière aux enfans et aux sujets sanguins et pituiteux, dont l'habitude

du corps est spongieuse et lâche. La gale humide est souvent spontanée, autrement dit,
qu'elle doit son existence à la mal-propreté
ou à la contagion, aux exhalaisons d'un sol
humide et marécageux, aux mauvaises qua-
lités des eaux qu'on boit, au chagrin, etc. etc.

La gale sèche affecte de préférence les personnes âgées et maigres, bilieuses et mélan-
coliques. Les vieillards qui la contractent,
sont exposés à tomber dans le marasme.
Cette gale se manifeste par de petites pustules
ou cloches imperceptibles et grégales, c'est-à-
dire, ramassées, dont les pointes sont blan-
ches et luisantes, qui laissent suinter une sérosité claire et accrimonieuse lorsqu'on les
enlève en se grattant ; cette sérosité produit
une chaleur douloureuse et un prurit insupportable. Si cette éruption sèche est
écailleuse, croûteuse et d'un rouge brunâ-
tre, qui s'accumule circulairement sur le
front, on qualifie cette gale de maligne et
virulente, qui est familière aux siphiliti-
ques et aux scorbutiques.

Selon plusieurs *Auteurs célèbres*, la gale
qui vient de cause interne, peut dégénérer
en lèpre. Le savant *Grégoire Hortius* con-
firme ce fait. Il dit qu'un jeune homme,
fort vigoureux, nommé André *Hander*,

d'un

d'un village près d'Ormstad, âgé de quinze ans, avait, dès son enfance, une gale sèche avec prurit, qui dégénéra en lèpre ; la peau devint dure, rugueuse, âpre, écailleuse et furfuracée : enfin elle présentait à la vue un aspect hideux. *Vid. lib.* 2, *tom.* 2, *pag.* 152, *obs.* 16.

Outre ces deux différences de gale, on peut encore distinguer la gale, en gale érésipélateuse, quand elle approche de la nature de l'érésipèle ; et en gale dartreuse, quand elle est compliquée de dartres.

Il y a une espèce de gale, qu'on nomme *impetigo*, en grec, Λικην. Elle se distingue des autres par un entassement de petites pustules rouges, dont la surface est blanchâtre et écailleuse, qui tombe lorsqu'on se gratte, et qui se reproduit aussitôt de la sérosité qui en est sortie. Cette maladie n'occupe quelquefois qu'un membre, sans affecter les autres parties. Elle est d'une nature moyenne, entre la gale et la lèpre, selon le sentiment de *Willis*. La forme des pustules la fait différer de la gale, parce que dans la gale elles sont, pour ainsi dire, séparées par-tout, et éloignées les unes des autres, quoique par un petit espace ; et dans l'*impetigo* ou *lichen*, il s'en trouve plusieurs très-rapprochées les unes contre les autres, qui représentent, en quelque sorte, des grappes qui laissent entr'elles des espaces considérables.

On distingue les Causes de la Gale, en externes et en internes.

CAUSES EXTERNES.

On ne peut douter qu'il y a des maladies qui se manifestent rapidement, tandis qu'il y en a d'autres qui marchent lentement, changent, corrompent peu à peu nos humeurs, et font continuellement de nouveaux progrès, communiquent la même contagion aux humeurs voisines, et infectent les parties saines du même venin. Telle est enfin la vertu funeste qu'a la gale, de s'inoculer et de se propager très-facilement, soit par attouchemens quelconques ; comme, par exemple, si une personne, dont la main serait échauffée, et qu'elle prît la main chaude d'une autre personne saine, ainsi que cela arrive fort souvent quand on danse, la gale alors affecte cette partie, et se répand ensuite par tout le corps, et se communique

à tous ceux qu'elle touche, même à des har=
des, à des lits, à un écu échauffé, etc. etc.
Ce dernier fait est arrivé à Hermann *Boer=*
haave, ainsi que lui - même le déclare.
« Cette maladie, a dit le savant et célèbre
» M. *Hévin*, se répand si aisément d'une
» personne qui est infectée, ou de ses ha-
» bits, qu'un seul homme la communique
» facilement à une infinité d'autres. C'est
» pourquoi, dans les prisons, dans les hô=
» pitaux, et dans les endroits où il se
» trouve un nombre considérable de gens
» attaqués de la gale, il est impossible,
» pour ainsi dire, de la détruire, quoique,
» en particulier, sa guérison soit facile.
» Il est bon d'observer que la gale ne se
» manifeste sensiblement que quelque
» temps après que l'on a reçu la première
» impression ». L'air froid et humide, de
même que les habitations nouvellement
construites, et surtout *celles* situées dans
un terrain humide et marécageux, sont au=
tant de causes pré-disposantes à la gale,
ainsi-qu'on l'a observé dans plusieurs en=
droits, comme en *Irlande*, *l'Ecosse*, *la*
Sicile, et notamment à *Syracuse*, de même
que dans plusieurs ci-devant provinces de
France, où la gale est, en quelque sorte,

2 *b.*

épidémique parmi le peuple. Les pays montueux, tels que la *Suisse*, la *Franche-Comté*, le *Limousin*, l'*Auvergne*, et principalement la *Bretagne*, de même que ceux situés sur les côtes occidentales et septentrionales ; les endroits marécageux, quoique éloignés de la mer, ainsi que des montagnes, en offrent la preuve. Frédéric *Hoffmann* fait mention d'une gale épidémique qui eut lieu en 1716 dans la ville de *Hall*, par suite d'une saison froide et humide. *Vide Lory.*, *Tract. de Morb. Cutan.*, *pag.* 228.

L'humeur de la transpiration retenue en stagnation sur les pores de la peau, peut ulcérer les extrémités de ces mêmes pores, et par-là déterminer des éruptions psoriques. On en trouve la preuve dans la classe indigente et dans certains hôpitaux, où il y a entassement de malades, dont on ne change que très-rarement le linge et les hardes, et sur lesquels s'amasse la crasse occasionnée par le séjour de la transpiration.

CAUSES INTERNES.

Les causes internes sont prochaines ou éloignées ; les premières dépendent des espèces d'acrimonie salines ou virulentes dont nos humeurs sont affectées, et de la débilité de l'action des vaisseaux cutanés. On regarde ordinairement comme cause éloignée de la gale, l'usage habituel d'alimens grossiers, visqueux, salés et âcres, tels que le poisson salé, la morue, les harengs salés, et autres poissons semblables, etc., de même que le bœuf salé et le porc, les haricots secs, et autres légumes de même nature, l'abus des liqueurs fortes, telles que l'eau de vie, le kirswaser ou eau de cerises, le rhum, l'eau de genièvre, etc., le vin mal fermenté ou altéré, la bière et le cidre mal faits, etc.; la diminution, la suppression et dégénérescence des matières formant ordinairement les évacuations naturelles, et surtout la transpiration par laquelle s'évacuent habituellement *cinq livres*, ou cinq kilogrames, sur huit d'alimens que nous prenons, ainsi que l'a observé le célèbre *Sanctorius*; le défaut de sécrétion de la bile, de même que l'infection des humeurs par le vice syphilitique, autrement dit vénérien, ou le vice scorbutique. Ce dernier peut cependant être causé ou déterminé par l'humeur de la gale répercutée ou mal guérie. Car, selon *Pitcairne*, le scorbut est le résultat de plusieurs maladies d'une nature différente, occasionné par le vice de toutes les excrétions, ou de plusieurs excrétions ensemble. Circonstance à laquelle le praticien éclairé, judicieux et observateur, doit essentiellement avoir égard pour le traitement qu'il aura à faire.

Redi, *Mead*, *Linné*, *Pringle*, et autres célèbres Médecins, ont pensé que la gale était occasionnée par des vers ou insectes, qui, par leur fourmillement, produisent la démangeaison que les galeux éprouvent. Je puis dire qu'il n'y a rien de certain là-dessus, dit M. *J. Allen*, que ce que l'on trouve du docteur *Bononius*, dans les Transactions philosophiques, n° 283. Cet Auteur prétend avoir mis la chose hors de doute ; il a même décrit ces insectes ou vers, et par la figure qu'il en donne, on voit qu'ils ressemblent à une tortue : il a aussi, dit-il, découvert leurs œufs, par le moyen desquels ils se multiplient en si peu de temps, à la manière des poux ; que ce sentiment de *Bononius* est différent (quant à la forme de ces insectes ou vers) de *celui* de Nicolas *Andry* ! (Voy. le Traité sur les vers, par ce dernier, année 1699.)

Les idées de ces grands hommes me rappellent *celle* du père *Kirker*, relative à la peste , qu'il croyait être produite aussi par des vers. N'ayant pu observer ces faits, malgré tous les moyens que j'ai employés pour les vérifier, je m'interdis toute discussion à ce sujet , m'en rapportant en outre aux lumières de ces hommes célèbres qui ont traité de cette matière, discussion qui d'ailleurs ne pourrait être d'aucune utilité pour le public, dans l'intérêt duquel j'écris.

En général , la gale n'est pas considérée comme une maladie fâcheuse ; aussi est-elle traitée légèrement par beaucoup de prétendus Médecins , qui employent les topiques sans avoir préparé le malade , se mettant peu en peine des causes qui l'ont produite : aussi en résulte-t-il des événemens sinistres et très-souvent mortels par la métastase de l'humeur sur quelques parties du corps , d'où s'ensuit fréquemment *l'épilepsie*, *l'ictère général*, ou *jaunisse* ; *l'assoupissement léthargique* , *les rhumatismes aigus* ; *des douleurs sciatiques* , *des affections nerveuses*, *des palpitations de cœur*, des *étouffemens* et *des difficultés de respirer*, *des fluxions de poitrine*, *des maux d'estomac affreux*, des *inflammations* et *suppurations du poumon* (*pulmonie*) , *la phtisie*, ou *crachement de sang ;* des *ophtalmies rébelles,* ou *inflammation des yeux; la perte de la vue,* l'*aphonie* ou *perte de la voix ; la rétention d'urine,* la *pierre* ou *calcul dans la vessie urinaire; la fistule lacrimale* ou *au fondement ; la goutte, le scorbut , le cancer au sein* ou *à la matrice ; l'obstruction au foie* ou *à la rate, ainsi qu'aux autres visceres du bas - ventre ; l'hydropisie générale* ou *partielle ;* des *exostoses* et des *caries aux os ;* enfin des fièvres putrides , lorsque l'humeur psorique séjourne dans la masse du sang , ou quelle corrompt les les autres humeurs. Il est à observer que ces maladies ne peuvent ordinairement être guéries qu'autant qu'on détermine l'humeur de la gale à se porter à la surface de la peau ; ce qui n'est pas toujours facile d'obtenir, surtout , quand la maladie secondaire est ancienne , comme il arrive presque toujours, quand les gens de l'art sont appelés.

Les accidens précités n'ont lieu cependant que relativement à telle ou telle partie affectée de la métastase. Plusieurs de ces parties peuvent être affectées aussi dans le même temps , et dont les suites graves seront toujours en raison de l'importance des fonctions de l'organe affligé.

Enfin, nous pouvons affirmer que la métastase psorique, autrement dit, le transport
subit de l'humeur de la gale de l'extérieur à
l'intérieur, est la cause ou complication de
presque toutes les maladies dont l'espèce
humaine est affligée, contre lesquelles les
ressources de la médecine sont très-souvent
infructueuses, ainsi que nous l'avons déjà
dit. Ces médecins à topiques devraient donc
se prémunir contre les accidens qu'entraînent toutes les métastases ; par là, ils évite-
raient les malheurs que leur peu d'attention
et leur légéreté occasionnent dans bien des
circonstances. Les observations suivantes,
dont une partie nous est propre, viennent
à l'appui de cette assertion.

PEMIERE OBSERVATION,

Sur une gale répercutée, à laquelle suc-
céda des étouffemens et crachemens de
sang, etc.

———

Au mois de Juin de 1776, le sieur Parin, caporal de grenadier aux gardes françaises du Roi, compagnie de M. le chevalier de Boisgelin, fut affecté d'une gale sèche, qu'il fit passer avec un onguent qu'un apothicaire lui vendit, comme étant un spécifique radical. Après trois frictions, la gale disparut; mais aussitôt se manifesta une gêne dans la respiration, qui augmentait de jour en jour, avec des étouffemens et crachemens de sang, au point de ne pouvoir donner de leçon (il était maître en faits d'armes). Etat fâcheux qui le décida de me consulter : après lui avoir fait les questions que son état exigeait, il me fit le détail de la prétendue guérison de sa gale. Je lui conseillai de reprendre de suite la gale, comme seul moyen de faire disparaître tous les accidens dont il était atteint, ou d'aller à l'hopital du régiment, y recevoir les soins que sa maladie exigeait; il me pria d'obtenir de M. Durand, son sergent d'armes et mon ami (j'étais alors Chirurgien titulaire de la compagnie), qu'il fût traité à la caserne. Je fis donner de nouveau la gale à ce caporal ; l'éruption fut très-abondante, et les accidens précités disparurent. Les bains domestiques, les purgations, de même que l'eau de scabieuse, ainsi que les bols et frictions sulfureux furent administrés avec succès ; le malade fut guéri dans l'espace d'un mois et demi.

IIe OBSERVATION,

Sur une gale répercutée par les bains de la mer , qui occasionna une fièvre putride.

En 1779, au commencement du mois de juillet, M. Mart..., âgé d'environ 5o à 55 ans, homme fort et robuste, conducteur général des charrois d'artillerie , était affecté de la gale sèche, qu'il avait acquise en se rendant de Paris au quartier-général de l'armée de Bretagne, à St.-Malo. Il me fit appeler ; (à cette époque il logeait, ainsi que moi, au Solidor, à St.-Servant). Après l'avoir examiné, je reconnus la réalité de la maladie qu'il craignait d'avoir; sur ce, je lui conseillai de se faire saigner, et de prendre ensuite une tisane faite avec la patience et le fumeterre , et de se purger après; que cela fait, de prendre les bains domestiques pendant quinze jours, et de faire usage ensuite de l'eau de fleur de sureau ou de feuilles de scabieuse, de même que des bols et frictions sulfureux. Cet officier se refusa à ce traitement méthodique, en disant que son service ne le lui permettait pas ; qu'en outre, cela entraînerait trop de temps ; ajoutant qu'il se guérirait de cette gale, ainsi qu'il avait fait d'autres fois, en prenant des bains à la mer ; ce qu'il fit. Mais, aussi dix jours après la prétendue guérison, il lui survint une fièvre putride, qui se manifesta avec véhémence, par suite de laquelle il manqua de périr, ainsi que lui-même me le dit après sa guérison. A cette époque, je ne pus lui donner mes soins, ainsi qu'il le désirait, ayant eu ordre de passer au cantonnement des grenadiers et chasseurs, formant l'avant-garde de l'armée.

IIIe OBSERVATION,

Sur une fièvre bilieuse-putride, à laquelle succéda une gale critique.

LE 12 aout 1779, je fus appelé pour donner mes soins à M. Mous ..., cadet au régiment du Maréchal de Turenne, logé à St.-Hideuc, près St.-Malo. Cet officier avait une fièvre bilieuse depuis quelques jours, avec redoublement tous les soirs. La limonade nitrée, les lavemens et la diète sévère furent prescrits. Le 13, il prit un vomitif qui fit rendre beaucoup de bile poracée.

Le 16, il fut purgé avec un minoratif qui produisit une évacuation bilieuse et très-abondante. La fièvre s'étant caractérisée tierce, je fis prier M. Daignan, premier médecin de l'armée, très-exercé dans l'art de guérir, de vouloir bien m'aider de ses lumières : le 22, il eut cette complaisance, et prescrivit un second vomitif avec le tartre stibié (tartrite de potasse antimonié), qui produisit un résultat des plus favorables. Dès le lendemain, la fièvre changea, de grands accès en des petits, et après deux purgations, la fièvre disparut totalement; mais il survint au malade des petits boutons, avec démangeaison; ce qui l'engagea de me faire appeler le 3 septembre suivant: après l'avoir examiné, je lui dis que c'était la gale critique, par laquelle sa maladie se terminait; gale qui n'exigeait aucun traitement, sauf qu'il prît dans la suite les bouillons amers et quelques purgations. Enfin, après avoir fait ce que je lui conseillai, il fut parfaitement guéri, et ne ressentit plus ni boutons ni démangéaisons.

—————————

IVᵉ OBSERVATION,

Sur une gale répercutée à plusieurs soldats, par l'eau de la mer, à la suite de laquelle répercussion il survint des accidens fâcheux.

LE 16 d'août 1772, M. Gormocan, capitaine de chasseurs au régiment de Berwick irlandais, me pria de me transporter dans un hameau de la paroisse de St.-Hideuc, où était cantonnée sa compagnie, pour y voir deux chasseurs tombés malades dans la nuit du 15 au 16 dudit mois, dont l'état était alarmant, ainsi qu'on lui en avait fait le rapport.

M'y étant transporté, accompagné d'un sergent interprète, je trouvais ces deux malades ayant des étouffemens, avec difficulté de respirer et des points de côté. L'interprète les questionna sur ce qui avait précédé leur état présent ; ils lui répondirent qu'ayant la gale, et voulant s'en débarrasser, ils avaient été se baigner plusieurs fois à la mer ; mais que dans la nuit ils avaient tombé dans la position où ils étaient. Les

ayant

ayant examinés par tout le corps , je ne trouvai aucun vestige de gale : pour lors, je ne
doutai plus que l'état déplorable de ces malades ne dépendît bien de la répercussion de
l'humeur psorique. En conséquence , je les
fis transporter à l'hôpital militaire à St.-
Malo, où ils furent traités méthodiquement.

Ve OBSERVATION,

*Relativement à une gale répercutée par
suite d'un liniment, d'où s'ensuivit des
accidens funestes.*

Presqu'a la même époque de l'observation précitée, le nommé Lafleur, grenadier
au régiment de Languedoc, compagnie de M.
Lalande-Calan, cantonnée à Paramé , près
St.-Malo, était affecté de gale, et ne voulant
pas en être traité dans la maison à ces fins
destinée, à S.-Hideuc, où l'on traitait les autres

galeux; il se frotta avec un mélange de suie, de sel, de tabac à fumer, bien haché et infusé dans le vinaigre, et de l'huile rance. Ce remède, en lui répercutant l'humeur de la gale à la troisième friction, mit ce malade dans un état déplorable et désespéré, par les coliques violentes dont il était tourmenté, tant à l'estomac qu'aux intestins. Dans cette position cruelle, il fut transporté à l'hôpital militaire de St.-Malo, où il mourut. Pour éviter de semblables accidens que ceux précités, je sollicitai, et j'obtins de M. Morangiés-St.-Alban, major de l'avant-garde, que chaque compagnie, tant de grenadiers que de chasseurs, passerait à la visite tous les cinq jours.

VIe OBSERVATION,

Sur un dépôt occasionné par suite d'une gale mal traitée.

En 1788, au mois de juillet, M. Jacques *Larose*, marin, demeurant au faubourg de la Bastide, à Bordeaux, me fit appeler pour un dépôt situé à la partie supérieure externe de la cuisse droite, qui avait été précédé, depuis deux mois, de douleurs violentes dans les lombes, survenues après avoir été traité de la gale, sans préparations préalables. Ayant ouvert ce dépôt, je mis le malade à l'usage de *l'aquila-alba* et des bols sulfureux : il fut purgé plusieurs fois, et je lui fis donner de nouveau la gale. L'éruption fut très-abondante, et le malade prit ensuite les bains. Les frictions d'onguent mercuriel citrin furent administrées; pendant lequel temps, les bols sulfureux furent aussi continués, ainsi que la tisane de fleur de sureau; ce malade fut guéri dans l'espace de trois mois.

3 b.

VIIe OBSERVATION,

Sur une fièvre putride, survenue par suite de répercussion de la gale ; un dépôt critique sauva le malade.

Au mois de juillet 1793, le nommé Pillet (Jean), volontaire au douzième bataillon de la Gironde, en garnison à Blaye, eut la gale qu'il garda pendant *quinze jours*, sans m'en parler, lors de mes visites audit bataillon ; mais, l'ayant donnée à son camarade de lit, *celui-ci* me fit part de sa position ; ce qui me détermina de visiter ledit Pillet, auquel je ne trouvai aucun vestige de cette maladie ; mais il me déclara l'avoir eue, et de l'avoir fait passer avec un mélange d'huile rance, de vinaigre, de poivre, de sel marin et de la suie de cheminée, dont il ne s'était frotté que deux fois.

Huit jours après, étant retourné à Blaye,

sur l'invitation du département (duquel j'étais chirurgien-major), je trouvai ce malade à l'hôpital, où il aurait succombé, sans un dépôt critique qui se forma à la partie supérieure interne de la cuisse droite.

VIII.e OBSERVATION,

Sur une gale ancienne qui, ayant été répercutée, détermina une fièvre putride, de laquelle le malade mourut.

M. *Suffran (Raimond)*, natif du Mont-de-Marsan, département des Landes, chirurgien de 3.e classe, en service à l'hôpital militaire *d'Ecouen*, près Paris, où j'étais chargé en chef du service de santé, avait depuis long-temps une gale sèche, pour laquelle il avait employé, à différentes époques, des onguents pour se guérir, sans jamais avoir fait aucun traitement préparatoire. Cette gale lui étant revenue dans le courant du mois de thermidor de l'an deux de la république, il voulut encore la faire passer sans se purger, ni prendre de bains, etc.; mais quinze jours-après la disparution de sa gale, il fut saisi inopinément d'un frisson général par tout le corps, auquel succéda une fièvre violente, avec transport au cerveau. Cette fièvre se caractérisa putride (adynamique). Les boissons acidulées et émétisées, les lavemens, les purgatifs-minoratifs furent administrés; les potions cordiales où entraient l'alkali volatil et la thériaque, vu la prostration des forces, furent employées, ainsi que les vésicatoires, sans obtenir aucun succès, et le malade mourut audit hôpital militaire, le troisième jour complémentaire, même année.

IX.ᵉ OBSERVATION,

Sur une fièvre putride, par suite d'une gale mal guérie, dont le malade mourut.

En l'an trois de la république, M. *Gastellu* (P.-J.), médecin, ayant été mis en réquisition pour l'armée des Pyrénées occiden-

tales , arriva, le 16 nivôse , à l'hôpital militaire d'Yrun , près Fontarabie en Espagne,
où alors j'étais chargé du service de santé.
Deux jours après son arrivée , il lui survint
une démangeaison générale qui lui produisit
une insomnie ; enfin, la gale sèche se manifesta abondamment : s'en étant guéri sans
aucune préparation préalable , vu la disette
des moyens nécessaires , il fut affecté,
quinze jours après la prétendue guérison,
d'une fièvre putride (adynamique), de laquelle il mourut , malgré tous les soins
qui lui furent administrés, et autant que les
circonstances le permettaient dans un pays
conquis , où on manquait de tout.

X.ᵉ OBSERVATION,

*Sur un dépôt avec carie aux côtes , par
suite d'une gale mal guérie.*

Roujoulles (Gilles), caporal au quatrième
bataillon de Lot et Garonne , eut la gale au
mois de nivôse an quatre. Il fut traité à

l'hôpital militaire de *Nantes*, sans avoir été préparé ; mais quelque temps après être sorti de cet hôpital, il lui survint une toux sèche, qui augmentait successivement, avec gêne dans la respiration, ressentant en outre des douleurs violentes dans le dos, accompagnées de frissons; enfin, il se forma un dépôt au côté gauche, ce qui obligea ce malade d'entrer à l'hôpital militaire de *Chartres*, le 7 prairial audit an, où, trois jours après, mon prédécesseur ouvrit le dépôt. Le 7 messidor suivant, jour de ma première visite audit hôpital, je trouvai la plaie fistuleuse, avec carie aux côtes, d'où sortait une lymphe puriforme noirâtre et très-abondante lorsque le malade toussait. Ce militaire était très-maigre, et ne pouvait rester couché sur sa plaie, qu'il n'eût des douleurs violentes, accompagnées de faiblesses et de sueurs froides. Enfin, le 10 thermidor suivant, et de l'avis de M. *Judel*, médecin de l'hôpital, j'envoyai ce malade, ainsi qu'il le désirait, aux eaux de Bourbonne, où il mourut.

XIᵉ OBSERVATION,

Sur une fistule au fondement, par suite d'une gale répercutée, au moyen d'une ceinture de vif-argent.

DOLLON (François), gendarme, natif de Voves, district de Janville, département d'Eure et Loire, en résidence audit Janville, eut, dans l'espace de *douze mois*, quatre fois la gale. Les trois premières fois, il fut traité sans préparation, la quatrième, il la fit passer par le moyen d'une ceinture d'*hydrargiros* (vif-argent). Un mois après, il lui vint un dépôt très-considérable au fondement, qui s'ouvrit de lui-même, et qui lui laissa une fistule complette, avec trois clapiers en patte d'oie, dont les bords étaient durs et très-sensibles. Ce militaire était très-maigre lorsque je le vis pour la première fois, le 7 messidor an quatre, à l'hôpital militaire de Chartres. Ce malade fut préparé, tant par les bains que par les bouillons amers. La gale fut redonnée; les bols sulfureux et la tisane de sureau furent employés avec succès, et les sueurs furent très-abondantes. Quelques jours après l'avoir opéré, je lui fis administrer les frictions sulfureuses, et il sortit bien guéri, sur la fin de vendémiaire an 5, c'est-à-dire quatre mois après son entrée à l'hôpital.

XIIe OBSERVATION,

Sur une carie aux os du bras et de l'avant-bras, par suite d'une gale répercutée, d'où s'ensuivit la mort.

GAUVIN (Charles), fusilier à la cinquième compagnie du deuxième bataillon de l'Oise, natif de Grandvilliers, près Beauvais, eut la gale au camp du *Trou-d'Enfer*, en l'an deux, qu'il fit passer avec un mélange de poudre à canon, d'urine et de sel marin (sel de cuisine). Par suite de ce traitement, il lui survint une fièvre habituelle, dont il fut traité *deux fois différentes* audit hôpital. A la suite du dernier traitement, il se forma un dépôt considérable à l'avant-bras gauche, qui s'ouvrit de lui-même. (Ce malade était alors dans ses foyers, en convalescence). La matière n'ayant pu s'évacuer suffisamment, il y eut absorption, et la fièvre se déclara de nouveau. Dans cet état, le malade fut porté à l'hôpital militaire de Beauvais, en nivôse de l'an cinq. Après l'avoir examiné, et agrandi l'ouverture, je trouvai les deux os cariés, ainsi que la partie inférieure de l'humerus. Ce malade tomba dans le troisième degré de marasme, malgré tous les soins qui lui furent donnés, tant par M. *Féron*, médecin de l'hôpital, que par moi.

XIIIe OBSERVATION,

Sur un ulcère à la jambe, à la suite d'une gale mal traitée.

MARTIN (Pierre-André), trompette au vingtième régiment de dragons, âgé de 18 ans, natif de Saint-Martin, canton de Saint-Georges, département de l'Eure, eut la gale à *Gien*, en l'an deux. Il en fut traité très-long-temps après, à l'hôpital militaire de Moujon, près Sedan. A la suite de ce traitement, il lui survint des douleurs du plus au moins aiguës, qui se propagèrent à la partie moyenne inférieure et externe de la jambe droite, où se manifesta un ulcère qui l'obligea d'entrer à l'hôpital militaire de *Stenay*, où il y resta *huit mois*, et en sortit sans être guéri. Quelque temps après, cet ulcère augmenta en dimension ; ce qui força de nouveau ce malade de rentrer au même hôpital, où il séjourna encore *cinq mois*, époque où il reçut du régiment son congé de réforme, et se retira dans ses foyers.

Quelque temps après, l'état de son ulcère le contraignit de se faire porter à l'hôpital militaire d'Evreux, dont il fut évacué sur *celui* de Beauvais, le 6 brumaire de l'an cinq. Le 23 dudit jour de ma première visite audit hôpital, j'examinai cet ulcère, et, d'après les questions que je fis, le malade me fit le narré précité. En conséquence, les bains, les boissons délayantes, les purgatifs, de même que les amers et les sudorifiques, ainsi que l'*aquila-alba*, et les bols de soufre, furent employés, et en outre, je lui fis donner une chemise de galeux.

Tous ces moyens n'eurent aucun succès pour rappeler en dehors la matière de la gale, matière qui, par son séjour dans la totalité des humeurs, les avait altérées, et par là, produit leur dégénérescence, d'où s'en est suivi cet ulcère, ulcère qui paraissait devenir *cancéreux* à l'époque de l'évacuation de ce malade sur Franciade (Saint-Denis), par suite de la suppression de l'hôpital militaire de Beauvais; ce qui arriva le 15 messidor an cinq.

<hr>

XIVe OBSERVATION,

Sur une gale répercutée, en sortant du bain, d'où s'ensuivit une fièvre violente et des accidens graves.

———

BATTAQUER (William), âgé de quatre-vingts ans, fusilier au cinquième régiment anglais, prisonnier de guerre, entra à l'hôpital militaire de Bauvais, le 19 ventôse an cinq, ayant une gale qui affectait tout le corps; la peau présentait à l'aspect une espèce de lèpre, et le visage était d'un jaune pâle. — Le 24, ce militaire, en sortant du bain, resta à l'air froid, et quelques heures après, il ressentit des frissons par tout le corps, et la gale disparut totalement. La peau resta néanmoins rugueuse et dure au toucher Le soir, la fièvre se développa avec véhémence, accompagnée de point de côté et difficulté de respirer. Les urines passaient difficilement, et le mal de tête était extrême. Dans cet état, le petit lait nitré, la potion cordiale avec la thériaque et l'alkali volatil, de même que les vésicatoires, tant aux jambes que sur le côté douloureux, furent employés avec succès. Le quatrième jour de l'orage, les jambes s'enflèrent, et le malade fut mieux. Il fut purgé plusieurs fois avec les minoratifs ; enfin la gale reparut abondamment par suite de l'usage habituel d'une infusion de fleur de sureau, et les bols sulfureux furent continués pendant les frictions, faites avec la pommade de fleur de soufre. Ce malade sortit bien guéri, le 10 floréal suivant, cinquante jours après son entrée à l'hôpital.

XVᵉ OBSERVATION,

Sur la répercussion de la gale, le malade s'étant exposé à l'air froid, en sortant du bain; ce qui détermina la fièvre et des accidens dangereux.

Stafort (Jean), anglais et prisonnier de guerre, âgé de 48 ans, entra à l'hôpital militaire de Beauvais, le 21 ventôse de l'an cinquième, étant couvert par tout le corps d'une gale puriforme. Il fut mis à la tisane amère et à l'usage des bains. En sortant de se baigner, il resta à l'air froid et humide, qui lui détermina la répercussion de sa gale. Dans la nuit suivante (du 26 au 27) il éprouva une grande difficulté de respirer, accompagnée de fièvre, de points de côté très-douloureux, avec un mal de tête insupportable, et ayant en outre un cours de ventre. Dans cette position fâcheuse, le malade fut mis à l'usage d'eau de ris acidulée. Les

vésicatoires

vésicatoires sur le côté, ainsi qu'aux jambes, furent mis. La potion cordiale, où entrait la thériaque, l'alkali volatil, etc., furent employés, et le tout avec succès. Enfin, le sixième jour de l'orage, le malade fut mieux, et fut ensuite purgé avec les minoratifs ; une chemise de galeux fut donnée, l'eau de fleur de sureau et des bols sulfureux furent employés, ainsi que quelques bains ; enfin la gale reparut, et, après les frictions antipsoriques, administrées en quantité suffisante, le malade fut parfaitement guéri ; et le 28 floréal suivant, quarante-cinq jours après son entrée, il sortit de l'hôpital.

XVIe OBSERVATION,

Relative à une gale répercutée, à laquelle succéda des difficultés de respirer, etc.

Osli (Laurent), natif de Niffer, près Huningue (Haut-Rhin), fusilier à la quatre-vingt-quatorizème demi-brigade de ligne, à la quatrième compagnie du troisième ba-

taillon, eut la gale en l'an cinq, en Bretagne, qu'il fit passer avec une poudre rouge
qu'un herboriste-apothicaire lui avait donné,
dont il se frotta que deux fois aux extrémités supérieures et inférieures, à la suite desquelles il ressentit des picottemens violens,
et un prurit insupportable dans les endroits
frottés, et la gale disparut. Huit jours après
cette prétendue guérison, il fut affecté d'une
difficulté de respirer , qui augmentait de
plus en plus, à tel point qu'il ne pouvait
presque faire aucun service militaire. Cet
accident diminuait lorsqu'il lui survenait
une éruption de quelques boutons de gale;
ce qui avait lieu de temps en temps. Il a
resté dans cette alternative du plus au moins
de souffrance, jusqu'en pluviôse de l'an huit,
qu'il eut tout-à-coup une éruption très-abondante d'une gale sèche. Par là, il fut délivré
de cet état fâcheux, dont il était accablé
depuis environ trois ans. Enfin , dans le
courant de germinal an huit, je lui fis faire
usage, ainsi qu'aux autres soldats galeux,
d'eau de fleur de sureau , de même que des
bols et pommades sulfureux. Comme je ne
pus lui faire prendre des bains, vu la position
où était la demi-brigade , et qu'il lui reve-
nait quelquefois des lassitudes insupporta-

bles, je le désignai pour les eaux minérales de Luxenil, où je devais me rendre. Il fit usage de ces eaux, tant en bains qu'en boisson. Apres l'avoir purgé plusieurs fois, il sortit de l'hôpital, ne se ressentant d'aucune infirmité quelconque.

XVIIe OBSERVATION,

Sur une gale mal guérie, à laquelle succéda un vomissement terrible, etc.

M. *Raimond* (Dominique) rapporte, dans son Traité des maladies qu'il est dangereux de guérir, qu'un officier du roi, d'un tempérament vif et maigre, qui, dans son voyage de long cours sur mer, eut la gale, dont la cause ne venait, dit-il, que de longeur de la navigation, et des mauvais alimens grossiers et salés, dont il avait été obligé de se nourrir. S'étant débarqué, il se fit d'abord frotter, je ne sais de quel onguent ou pommade, mais je sais que la gale disparut, et qu'il en fut très-long-temps et très-dangereusement malade d'un vomissement de tout ce qu'il prenait, solide, ou fluide, accompagné de hoquet presque continuel, de cardialgie (douleur à l'orifice supérieur de l'estomac, avec défaillance et sueurs froides), d'insomnie, de dégoût, de fièvre lente, etc.

Il se rendit chez lui dans cet état, et par les moyens humectans des anodins, de légers purgatifs, et ensuite des bains domestiques, il recouvra entièrement sa première santé.

XVIIIe OBSERVATION,

Sur une gale mal traitée, à laquelle succéda des accidens sinistres.

———

LE même auteur (M. Raimond) dit qu'un capitaine d'un vaisseau marchand, arrivé d'Hollande, avec son épouse, tous les deux

avancés en âge, furent l'un et l'autre assez
crédules pour user d'une pommade qui leur
fut donnée par le chirurgien du vaisseau, et
dont tous les deux se frottèrent ; mais peu
d'heures après, ils furent saisis d'un si grand
prurit et d'une si violente ardeur dans tout
le corps, qu'ils se croyaient, comme ils
disaient, être dans l'enfer ; la fièvre et toutes
ses suites survinrent bientôt après, et l'épiderme leur devint noir : je fus appélé pour
les voir dans cet état ; les saignées, les tisanes émulsionnées, les anodins, les bouillons
de poulet, en un mot, tout ce qui peut
tempérer et amolir la chaleur brûlante dont
ils se plaignaient, et calmer la fièvre, fut
mis en usage. Celle-ci dissipée, ils se bai-
gnèrent dans l'eau tiède. L'épiderme dévenu
noir et séparé, tomba peu à peu par pièces
et en écailles, la peau se recouvrit d'un nouvel épiderme ; ce qui fut l'ouvrage de près
de trois mois.

XIXe OBSERVATION,

Sur une gale vérolique.

On lit dans le même auteur, qu'une jeune dame, enceinte d'environ sept mois, me consulta, dit-il, pour une gale qui lui donnait beaucoup de démangeaisons et de mauvaises nuits, sans aucune autre incommodité. Je lui conseillai de se faire saigner, d'user de quelques bouillons rafraîchissans, d'un régime de vie doux et humectant, et d'attendre avec patience le terme de son accouchement, qui la délivrerait infailliblement de son indisposition, si elle ne dépendait pas de quelque cause extraordinaire, sans m'expliquer davantage. La gale résista à tout ce que je lui avais conseillé ; et la malade, dans l'impatience de s'en délivrer, se frotta, par *le conseil d'une femme*, d'un onguent qu'on tient tout fait dans les boutiques, pour la gale. Celle-ci, quelques jours après, disparut entièrement ; mais il survint à la malade une tumeur dure et fort douloureuse, de la gros-

seur d'une noix , entre les deux grandes lè-
vres de son sexe, au-dessus du *méat* ou conduit urinaire. Ce fut à l'occasion de cette tumeur qu'elle me fit appeler. M'ayant fait sa
déclaration, je ne doutai pas un moment que
la gale n'eût été vérolique , et que son mari
ne lui eût fait ce présent.

Je le confessai , et il me déclara toutes ses
anciennes aventures, en me priant de faire,
pour la santé de son épouse , tout ce que je
trouverais à propos. Le cas était trop pres-
sant pour attendre l'accouchement de cette
dame, d'autant plus que , peu de jours après
la naissance de cette tumeur, il lui était encore
survenu des poireaux au fondement ; de sorte
qu'elle ne pouvait pas , sans beaucoup de
peine, demeurer assise, ni uriner facilement.
Il fallut donc , malgré la grossesse fort avan-
cée , me déterminer sur-le-champ à lui faire
les onctions mercurielles. L'ayant faite encore saigner, je lui ordonnai une friction
de demi-gros d'onguent au tiers de mercure ,
pour chaque pied. Le surlendemain, nous
en fîmes autant un peu plus haut, et nous
continuâmes ainsi nos frictions en augmen-
tant peu à peu la dose jusqu'à deux gros , de
deux jours l'un, pendant un mois , après lequel elle accoucha d'un beau garçon en

pleine et parfaite santé , et qui , depuis 15 ans , n'a souffert aucune incommodité. La mère eut une couche fort heureuse. Les poireaux et la tumeur avaient quasi disparus avant l'accouchement. Cependant , comme nous n'avions employé qu'environ trois onces d'onguent, nous trouvâmes à propos, pour plus grande sûreté , de lui faire encore quelques petites frictions après ses couches ; elle en acquit une si parfaite santé , que depuis lors elle n'a eu d'autres indispositions que *celles* des grossesses ordinaires, qui lui ont donné plusieurs beaux enfans. Le mari , après que son épouse fût relevée de couches , fut pareillement traité , et si bien guéri , qu'il a toujours joui d'une parfaite santé. *Voy. pag. 100 à 112 de son Traité des maladies qu'il qu'il est daugereux de guérir.*

XXe OBSERVATION,

Sur un dépôt par congestion, évacué par la voie des urines, à la suite de délitescence de l'humeur.

M. *Bridault*, médecin de l'île d'Oléron, rapporte qu'un jeune enfant éprouva en 1765 une fièvre aiguë, qui fut suivie de douleurs internes très-vives vers l'articulation de la cuisse gauche. Cet enfant, âgé pour lors de six ans, ne fit aucun remède, et tomba dans le marasme : une tumeur s'étant formée dans le pli de l'aine, du même côté de la douleur, calma d'abord les accidens les plus graves ; cette tumeur, grosse comme un œuf de dinde, prit les caractères d'un bubon ; la fluctuation était sensible, cependant ce dépôt ne fut pas ouvert, par l'opposition que firent les parens. Les accidens ayant reparus avec force, la fièvre s'alluma de nouveau. Les douleurs devinrent plus violentes, et l'affaissement était universel. Enfin la mort paraissait certaine, lorsqu'il se fit une délitescence salutaire. L'humeur absorbée gagna le torrent, et fut déposée dans les reins , et le malade rendit journellement, par la voie des urines , une matière purulente. Enfin cette épuration dura près de trois mois, et l'enfant guérit pàrfaitement. *Voy. le Rec. d'observat. de médecine des hôpitaux militaires, tom.* 2°, *pag.* 291 , *année* 1772.

Cette observation n'est ici rapportée que pour démontrer combien il est dangereux de s'opposer à ce que l'homme de l'art remplisse ses fonctions , car la délitescence ou reflux subit de l'humeur formant la tumeur, pouvait se porter au poumon , au cerveau , etc., où elle aurait produit des accidens graves, et même mortels. *Note de l'auteur.*

XXIᵉ OBSERVATION,

Sur une paralysie de la langue et du pha-
rinx, survenue à une fièvre tierce, par
suite de métastase.

M. *Macquart*, médecin de Clisson, dit
qu'un grenadier au régiment de Roy.-Italien,
âgé de 25 ans, et très bien constitué, éprouva,
dans le mois d'août 1767, deux accès d'une
fièvre tierce et régulière, pour lesquels il vint
à l'hôpital. Il fut saigné dans le fort du troisième accès, et le lendemain il prit l'émétique
en lavage, qui eut tout le succès désiré, et
la fièvre ne revint plus. Etant à la veille de
sortir de l'hôpital, il perdit tout d'un coup la
parole et la voix; ce qui l'obligea d'annoncer
sa douleur et ses alarmes par des gestes très-
expressifs.

La tête était libre et saine; la voûte du
palais et les parties contiguës étaient d'un
rouge un peu pâle, buvant et mangeant sans
la moindre difficulté. Dans cet état, le ma-

lade fut émétisé et purgé plusieurs fois sans succès; mais lui ayant donné un sternutatoire, composé avec la poudre de feuilles de marjolaine et d'ellébore blanc, en même temps que je lui donnais, pour masticatoire, du poivre blanc. Ces deux moyens agissant en même temps sur la membrane pituitaire et sur les conduits salivaires, opérèrent un déluge de sérosités ; ils parurent augmenter le ressort des parties paralysées, et au bout de quelque temps, le malade rendit quelques sons, sans pouvoir articuler.

J'insistai sur le même remède, j'en augmentai l'action par un large vésicatoire à la nuque du cou. Tout cela réussit très-bien, et le malade recouvra insensiblement la voix et la parole en moins de quinze jours. *Voy. le Recueil déjà cité, pag.* 294.

On voit dans cette observation que la paralysie survenue aux organes de la voix dépendait de la métastase de l'humeur, qui occasionnait la fièvre tierce. Ce qui prouve combien le médecin doit être circonspect et observateur, pour ne point donner lieu aux métastases, qui, dans bien des cas, entraînent le malade au tombeau.— *Note de l'auteur.*

XXIIe OBSERVATION,

Sur une hydropisie après la répercussion de la gale ; par M. Daignan, conseiller-médecin du roi, et de ses hôpitaux militaires en Flandre.

HUMBERT *Brugiès*, dit *Lafleur*, soldat du régiment de Guienne, compagnie de M. Duperron, fut infecté de la gale quelque temps après avoir été guéri d'une fièvre tierce ordinaire. On lui indiqua une pommade dont il se frotta. La gale fut promptement répercutée, et il devint généralement enflé. On le mit à l'usage du bol et de l'apozème psorique ; les urines coulèrent abondamment, l'enflure diminua, mais ne disparut pas entièrement ; le malade fit quelque faute de régime ; les urines devinrent rares, peu copieuses et briquetées ; l'enflure regagna, fit des progrès rapides ; on employa les pilules toniques, et l'inflammation con-

tinua malgré leur effet, qui ne se manifes-
tait que par les selles. Il se fit même épanchement considérable dans la cavité de l'abdomen. On suspendit les pilules toniques,
pour employer les fondans et les délayans;
les urines coulèrent plus facilement, mais
avec peu d'abondance.

On reprit les pilules toniques; le flux d'urine
fut très - abondant pendant trois à quatre
jours; mais les urines se supprimèrent tout-
à-coup. On fit des fomentations résolutives,
et on donna abondamment du petit lait,
altéré avec le suc de fumeterre et de cresson;
les urines reparurent. On prit de nouveau les
pilules toniques; qui ne les augmentèrent
pas, mais qui produisirent une petite moiteur
et une grande abondance de crachats gras
et visqueux.

On donna de l'eau de squine, qui parut
nuire; on revint au petit lait et aux pilules
toniques, qui opérèrent tout à la fois par les
selles, par les urines, par la sueur et par
les crachats; si bien que tous les symptômes
disparurent rapidement, même l'épanchement. Le malade eut alors quelques accès
de fièvre tierce. On lui donna les pilules toniques le matin, et le bol fébrifuge-restau-
rant le soir. La fièvre se dissipa enfin; on

fit prendre la semence de moutarde le soir, et du petit lait altéré avec le suc de raifort sauvage dans la journée. La couleur du visage, qui avait été assez mauvaise jusqu'alors, se rétablit ; la gale reparut, et le malade est guéri. *Voy. Recherches sur les hydropisies, par Bacher, Doct. rég. de la Faculté de Paris, pag.* 285, *ann.* 1776.

XXIIIe OBSERVATION,

Sur une fièvre aiguë, avec douleur de côté et difficulté de respirer, survenue à une gale répercutée.

M. *de Fonfrède*, médecin de l'hôpital d'Agen, fait mention qu'une fille âgée de trente ans, d'un tempérament sanguin, bien réglée, entra audit hôpital pour se faire guérir de la gale qu'elle avait depuis un mois : elle fut saignée et purgée deux fois.

Et, avant de lui permettre l'usage d'aucune

pommade, je voulai qu'elle se servît de bols fondants et d'une tisane appropriée, et je regardai cette préparation comme indispensable; mais je trouvai sur cet objet une résistance invincible de la part *des sœurs* qui gouvérnent l'hôpital, qui exigèrent qu'elle se frottât de suite avec un *onguent* qu'elle vantent beaucoup, et dont elle font un secret. Elle en fut frottée *deux fois*, malgré mon opposition, et la gale disparut entièrement; mais la fièvre aussitôt s'alluma; elle était accompagnée d'une douleur de tête fort aiguë, de difficulté de respirer, et d'un point de côté très-douloureux. Je fis saigner très-promptement du bras la malade, et je la mis à l'usage du petit lait pour toute boisson; la saignée fut réitérée le même jour et les suivans, ainsi que le petit lait ; la fièvre diminua, les douleurs se calmèrent, et permirent de lui administrer un minoratif, dont l'effet fut très-heureux. Après l'avoir répété avec le même succès, je mis la malade à l'usage des bols faits avec l'extrait de fume-terre et les fleurs de soufre ; j'y joignis une tisane sudorifique, afin de rappeler, autant qu'il serait possible, la matière morbifique à la peau. Ces remèdes continués pendant quinze jours, et entre-mêlés de purgatifs

appropriés,

appropriés , produisirent tout l'effet désiré ;
et la malade fut bientôt guérie de la fièvre
et des symptômes effrayans qui l'accompagnaient. La cause de la gale fut probablement aussi détruite, car elle ne reparut plus.
V. même Rec., *p.* 311.

Nota. Si l'auteur de cette observation
avait connu ses droits et son devoir envers
sa malade, il n'aurait pas souffert que *les
sœurs* de cet hôpital se fussent mêlées de la
médecine, et par là, il leur aurait épargné
des remords-de conscience sur l'état déplorable de la malade, par suite de leur remède
secret et divin ; auxquels remords ces sœurs
n'auraient jamais dû s'exposer. En outre,
l'adage ou proverbe doit exister dans toute
son intégrité : *Où est le soleil, les étoiles ne
doivent point paraître.*

XXIVe OBSERVATION,

Sur des dartres miliaires épidémiques, qui tenaient de la nature de la gale, et sur le danger de leur répercussion.

M. *Denis*, médecin de l'hôpital militaire de St.-Venant, près Aire, dit qu'en 1762 il régnait à Saint-Venant une petite dartre miliaire sèche, qui tenait de la nature de la gale, et qui était contagieuse et épidémique. Les saignées, la tisane de patience sauvage, les purgatifs, et ensuite quelques topiques, suffisaient communément pour la guérir. Quand on n'insistait pas assez sur la tisane et sur les purgatifs, cette éruption dégénérait souvent en vraie gale, et devenait plus difficile à guérir.

Un vieillard qui avait été dans ce dernier cas, et qui avait négligé la préparation convenable, fut ensuite attaqué d'une fièvre continue comateuse ; qui, malgré tous les secours , se termina par la mort.

Le même auteur dit qu'un enfant de huit à neuf ans avait une partie du visage et tout le cou couvert d'une dartre , de l'espèce encroûtée. On lui appliqua fort inconsidérément une eau *arsenicale*, fort vantée pour cette maladie; mais cette application téméraire produisit bientôt un gonflement excescif du cou et du visage , et cet état fut suivi d'un affaissement léthargique, qui se termina par la mort de l'enfant, qui fut la victime de l'ignorance et de l'imprudence de ses parens. *V. même Rec. , p.* 312.

XXVe OBSERVATION,

Sur une fièvre aiguë, avec oppression de de poitrine et délire, survenue à une gale rentrée.

M. *Darquier*, médecin de l'hôpital militaire de Béthune, rapporte qu'au mois de juin de 1763, il fut invité par M. le prince de Ghisselles d'aller voir, au village de Vieille-Chapelle, une pauvre femme réduite à la dernière extrémité ; elle était au sixième jour de sa maladie, et elle éprouvait une oppression de poitrine la plus marquée. Son pouls était petit et fréquent; elle était dans un délire sourd, mais constant; elle avait été saignée et purgée une fois au commencement de sa maladie. En examinant ses enfans, je m'aperçus qu'ils avaient tous la gale, ce qui me détermina à interroger son mari, pour savoir de lui si sa femme n'avait pas éprouvé précédemment la même maladie. Il me dit qu'ils l'avaient eu l'un et l'autre, et qu'ils s'en étaient débarrassés au moyen d'une pommade dont il ignorait la composition, et qui lui avait été donnée par un de leur voisin, comme un *spécifique* et d'un effet infaillible. La gale en effet disparut au bout de quelques frictions, mais le mari avait éprouvé aussitôt une fièvre violente qni avait duré deux jours. Depuis ce temps, la femme était dans l'état le plus violent. La saignée, les purgatifs, les sudorifiques furent employés, et la malade reprit la gale, dont la reparution fit cesser tous les accidens précités. *V. même Rec.*, *p.* 3i3.

XXVIe OBSERVATION,

Sur un asthme convulsif, survenu par suite de répercussion de la gale.

Le même auteur rapporte que le nommé *Joli-Cœur*, soldat au régiment de Chartres, infanterie, compagnie de Bauragon, entra à l'hôpital militaire de Béthune, au mois.

d'avril de 1764, affecté d'un asthme convulsif, accompagné de l'eucophlémacie générale et d'une fièvre lente, qui avait succédé à la guérison précoce et imprudente de la gale. Ce malade en fut débarrassé d'après un traitement méthodique, et par une nouvelle éruption de la gale. *V. même Rec., p.* 316.

XXVIIe OBSERVATION,

Sur une péripneumonie survenue à une gale répercutée.

M. *Okean*, médecin de l'hôpital militaire de Phalsbourg, fait mention qu'un soldat du régiment de Pfiffer, suisse, âgé de quarante-cinq ans, d'un tempérament vif et bilieux, qui avait eu la gale, et se l'était fait passer au quartier, avec un remède familier aux soldats. La répercussion de l'humeur galeuse produisit une fluxion de poitrine, compliquée

de putridité dans les première voies. Les saignées, potions béchiques incisives, avec le
kermès et le camphre, les purgatifs, furent
employés ; mais, pour rendre l'expectoration
plus facile ; et calmer l'oppression, un large
vésicatoire fut appliqué sur le côté, qui fit
cesser tous les accidens, et même, fit reparaître au dehors l'humeur de la gale, dont
l'éruption produisit la guérison de la poitrine.

Le même auteur dit qu'étant à l'armée,
il observa que la gale rentrée avait produit
à trois soldats, un point de côté plus ou
moins aigu, de la difficulté de respirer, une
fièvre continue, et à *un* d'eux, une toux
assez vive. Ces accidens ne cédèrent à aucun
moyen curatif qu'on employa, ignorant la
cause ; mais, étant instruit que ces accidens
dépendaient d'une gale répercutée, des che-
mises de galeux furent données, et la gale
reparut, qui produisit une prompte guérison.
V. même Rec., *p.* 336.

XXVIII.e OBSERVATION,

*Sur une dartre érésipélateuse universelle,
accompagnée d'un engorgement très-douloureux à l'hypocondre gauche, terminée
par une héméralopie, à la suite d'une gale
répercutée.*

M. *Rambaud,* médecin de l'hôpital militaire
de *Sedan,* dit qu'un soldat du régiment de
Salis, à la suite d'une gale guérie sans précaution, devint tout couvert d'une dartre
érésipélateuse qui le faisait beaucoup souf-
frir; on aurait pu regarder cette nouvelle
éruption, comme une compensation et un
remplacement de la première; mais ce soldat, loin d'en être soulagé, éprouvait une
chaleur intérieure insupportable, et l'hypocondre gauche était très-douloureux et fort
tendu. Il vint en cet état à l'hôpital de Sedan, où les saignées, les boissons raffraî-

chissantes, le petit lait clarifié, les lavemens adoucissans, les fomentations résolutives et les bains furent employés, et sans beaucoup de succès. Après beaucoup de purgatifs, de bols fondans donnés à propos, la dartre céda insensiblement, mais elle fut bientôt remplacée par une autre maladie plus grave et plus insupportable, car, dès que le jour tombait, ce malade ne voyait plus, même avec des lumières. Cette dernière maladie céda à des nouveaux purgatifs, aux apozèmes apéritifs toniques, à la vapeur chaude et habituelle d'un morceau de bœuf bouilli.

Le même auteur fait mention que le 12 de février 1764, un soldat du régiment d'Orléans mourut, dans le même hôpital, d'une phtisie pulmonaire, à la suite d'une gale répercutée. *V. même Rec., p.* 318 *et* 319.

XXIXe OBSERVATION,

Sur une hydropisie de poitrine occasionnée par une gale rentrée, et guérie par le retour de la gale.

M. *Granger*, chirurgien-major de l'hôpital militaire de Montmédy, fait le narré qu'un soldat de la garnison, âgé de quarante-sept ans, entra à l'hôpital militaire précité, le 21 février 1763 ; il était depuis vingt et un jours avec une respiration laborieuse, il ne pouvait se coucher ni sur l'un ni sur l'autre côté ; au moindre mouvement, la fluctuation était sensible ; il éprouvait de plus un sentiment de pesanteur excessif au bas de la poitrine ; il avait les pieds et les mains œdémateux, le ventre était météorisé, et il y avait soupçon d'ascite : enfin, les urines étaient rares et briquetées. Les remèdes indiqués furent employés, dont le succès fut favorable, au point de pouvoir examiner les viscères. La

partie antérieure du foie était dure et douloureuse, l'emplâtre de ciguë sur le côté,
les boissons délayantes et apéritives, de
même que les bols fondans et les purgatifs
furent employés, et tous les symptômes de
l'hydropisie détruits; mais c'est moins à ces
remèdes que j'attribuai cet heureux événement, qu'à la reparution de la gale, qui fut
ensuite traitée méthodiquement.

Le même auteur ajoute que la plupart des
fièvres qui ont parues dans le printemps
(1763) dans ledit hôpital, étaient occa-
sionnées par la gale *mal traitée.* Elles
étaient rebelles quand la gale ne reparaissait
plus. Un seul en est mort; mais la poitrine
était particulièrement affectée, et rien n'a
pu rappeler la maladie primitive (la gale);
les vésicatoires furent également sans effet.
Par l'ouverture de son cadavre, on trouva un
épanchement purulent dans la cavité de la
poitrine; la plèvre du côté gauche était en
pleine supuration; le péricarde, exactement collé au cœur, était comme enduit
d'une matière purulente. *V. même Rec.,*
p. 319.

XXXe OBSERVATION,

Sur un vomissement et un crachement de sang, accompagnés de toux ferine et d'une grande difficulté de respirer, survenus à la suite d'une gale répercutée.

———

M. *Gaalon de la Bottelière*, médecin de l'hôpital royal de Carantan en Basse-Normandie, rapporte qu'un garçon maréchal, nommé *Charles Lefebvre*, âgé de vingt-deux ans, d'un tempérament bilieux, sanguin, à peine guéri d'une fièvre quarte, reçut la gale d'un de ses parens, avec lequel il avait couché. Loin de suivre le régime et les remèdes préparatoires qui lui avaient été conseillés, et qui étaient d'autant plus indispensables, qu'il venait d'éprouver une maladie opiniâtre, il se contenta de se faire quelques frictions avec l'onguent approprié, et la gale disparut assez promptement ;

mais ce succès ne fut qu'apparent, et, au bout de quelques mois, il fut attaqué d'un vomissement, et ensuite d'un crachement de sang très-abondant, accompagnés d'une oppression et d'une toux si considérable, qu'il était, à chaque instant, ménacé de suffocation. Je le fis promptement saigner, et je lui fis avaler quelques onces de suc d'ortie et de lierre terrestre. Ce remède et la saignée furent répétés avec succès le lendemain matin, et le malade fut assujetti au silence le plus strict et à la diète la plus sévère. Ce régime et ces remèdes modérèrent d'abord, et firent ensuite cesser le crachement de sang; mais la toux et l'oppression subsistaient toujours, et comme il avait repris trop tôt son travail, le sang reparut bientôt, mais moins abondamment. Je lui prescrivis les bouillons de poumon de veau, avec les béchiques d'usage, et chaque soir quelques grains de pilules de cynoglosse; par ces moyens et par l'usage du lait de vache coupé avec la seconde eau de chaux, auquel le malade se soumit, la toux se calma, l'oppression diminua sensiblement, et l'appétit et l'embonpoint annoncèrent le reour de la santé. Elle serait parfaite, si la toux et la difficulté de respirer ne venait quelquefois la troubler, et surtout quand il fait quelques efforts ou quelques violens exercices. *V. même Rec.*, *p.* 321.

XXXI.e OBSERVATION,

Sur une hydropisie ascite, survenue à la suite d'une gale répercutée.

M. *Gaudin-Duplessis*, doyen de la faculté de médecine d'Angers, rapporte qu'une fille âgée de vingt et un ans, avait été guérie de la gale par des frictions faites avec l'onguent napolitain, sans aucune préparation préliminaire; le ventre ne tarda pas à se tuméfier, et l'ascite fut bientôt sensible; on coucha cette malade dans un lit destiné aux galeux, pour tâcher de rappeler cette éruption, tandis qu'on lui administra une tisane faite avec les racines d'anis et de patience; on la purgea de temps en temps avec les hydraguogues, et le soir de chaque purgation, elle prenait une potion cordiale ; mais ces remèdes, donnés pendant quinze jours consécutifs, n'opérèrent aucune diminution de l'ascite : on pratiqua la paracentèse, et par cette opération, on tira quatre à cinq pintes d'eau d'une assez belle qualité.

La malade continuait néanmoins l'usage de sa tisane, et chaque soir elle prenait une potion cordiale stomachique, composée avec l'élixir de propriété, la teinture de castor et l'esprit de sel dulcifié ; elle était purgée tous les quatre à cinq jours : ces remèdes produisirent un effet certain, et il ne se fit plus de nouvel épanchement ; de sorte que la malade sortit de l'hôpital, parfaitement guérie, quoique la gale n'ait pas reparue. *V. même Rec.*, *p.* 322.

XXXIIe OBSERVATION,

Sur une phtisie survenue à une gale rentrée.

M. *Lissardel*, médecin de l'hôpital militaire de Bayonne, dit qu'un soldat avait eu l'imprudence de se faire guérir la gale par

l'application de quelques topiques, sans préparation préliminaire : bientôt après, la poitrine fut affectée d'une toux vive et opiniâtre.
Cette nouvelle maladie, qui n'était que l'effet
de la première, fut probablement négligée
dans le commencement ; car ce soldat vint à
l'hôpital de Bayonne dans le dernier degré de
phtisie ; il crachait le pus abondamment, il
avait la fièvre lente et des sueurs nocturnes
qui l'épuisaient; enfin il tomba dans le marasme, et mourut.

Le même auteur ajoute que M. *Cauvet*,
médecin de Béthune, a fait la même observation ; mais la personne qui en est le sujet,
fut plus heureuse, la gale reparut, et à mesure
qu'elle reparaissait, les symptômes de la
phtisie diminuaient. Par ce moyen, le lait
de chèvre qu'il prescrivit, opérait puissam-
ment, et le malade recouvra sa première
santé. *V. même Rec.*, *p.* 323.

———————————

Nous nous serions fait un devoir de rap-
porter ici en son entier, et c'était sa place,
le mémoire sur les métastases du célèbre *J.
A. Laurentz*, en son vivant, médecin en
chef des armées, et membre de la commis-
sion de santé, où un chacun aurait pu y
puiser les documens nécessaires, et relatifs

au

aux accidens qui succèdent aux métastases; mais nous avons pensé qu'en indiquant où ce mémoire intéressant est inséré, cela suffisait aux lecteurs curieux de s'instruire. Par là, nous serons dispensés de grossir cet ouvrage, attendu que ce mémoire est considérable, quoique précis et très-lumineux. On le trouve inséré dans le Journal de médecine militaire, tom. 5, pag. 500, année 1782.

Dans le même tome, pages 39, 53, 68, 75 et 78, on y lit aussi des faits funestes, par suite de métastase psorique, ou transport du dehors au dedans, de l'humeur de la gale, par suite de sa répercussion, etc., observés par MM. *Costasseradel*, médecin de l'hôpital militaire de Perpignan; *Faïvre*, chirurgien major de l'hôpital militaire de Briançon; *Couturier*, chirurgien major de l'hôpital militaire de Vaucouleurs; *Bouillard*, chirurgien major de l'hôpital militaire de Besançon, et *Vernet*, chirurgien major de l'hôpital militaire de Mont-Louis.

XXXIIIe OBSERVATION,

Sur un enfant d'un mois, guéri de la gale, et de deux dépôts psoriques, de la grosseur d'un œuf de poule, par le traitement antipsorique, administré à la mère, dans le sein de laquelle il avait contracté cette maladie.

M. *Jemois*, conseiller-médecin du roi, rapporte que la nommée *Bourbonnaise*, âgée de dix-huit ans, de bonne constitution, mariée depuis une année, s'aperçut, dès le commencement de sa grossesse, qu'elle avait la gale. Pour s'en débarrasser, elle fit les différens remèdes qui lui furent indiqués par les commères de son voisinage. La gale fut répercutée, et tout l'effort de la répercussion se porta sur la poitrine. Dès-lors il survint une fièvre d'irritation; la malade eut du dégoût, des nausées, beaucoup de chaleur à la peau, une oppression forte, des douleurs de tête. Cet accident réveille le zèle des *commères*; elles se rassemblent chez la malade, qui avait d'abord été dupe de sa confiance, les écoute impatiemment, et s'abandonne entièrement, pour sa guérison, aux soins de la nature. Bientôt la gale reparut, tout le corps est couvert de boutons, et les accidens qu'elle avait éprouvés, se dissipent.

Ces boutons étaient fort épais, et chargés de croûtes; les mamelles en étaient parsemées au moment de l'accouchement, qui ne fut accompagné ni suivi d'aucun événement fâcheux; mais l'enfant qu'elle mit au monde, avait un aspect sénile et presque décrépit; sa peau était molasse, pâle, ridée, d'une couleur parsemée çà et là de petits boutons vériculaires.

La langueur était peinte sur sa figure; ses membres sans force annonçaient un marasme prompt et inévitable, s'il n'était promptement secouru par l'art. Les fonctions des premières voies s'exécutaient avec peine; le nourrisson tétait cependant, mais il ne se précipitait point sur le sein de la mère avec cette agilité qu'indique le besoin. Peu de temps après sa naissance, il se manifesta

deux dépôts assez considérables , qui ren=
dirent , pendant l'espace d'un mois , des matières purulentes , fétides, d'une teinte peu
favorable. L'un était situé à la partie antérieure et inférieure de la cuisse droite , pro-
che le genou; l'autre , sous l'aisselle droite.
Ses cris aigus et redoublés ne laissaient aucun doute sur la vivacité des douleurs qu'il
ressentait.

On ne pouvait pas se méprendre à la nature de la maladie , dont la mère était elle-
même attaquée, et pour la guérison de laquelle , malgré mes représentations, elle ne
voulut rien faire avant ses couches, depuis
que la gale répercutée avait reparu. Je
prouvai à cette femme qu'il n'y avait pas
de temps à perdre, si elle voulait conserver
son enfant. Elle consentit d'observer ce qui
lui serait ordonné. Je lui recommandai d'a-
bord un régime convenable pendant tout le
temps du traitement; je lui prescrivis, pour
boisson , une tisane faite avec la racine de
patience et la fleur de sureau ; je la purgeai
ensuite. Le lendemain de la purgation , qui
avait produit un très-bon effet, je m'infor-
mai si le ventre du nourrisson s'était ouvert
plus que de coutume. On m'apprit qu'il n'y
avait eu aucune évacuation. J'ordonnai alors

à la mère de se frotter exactement pendant *neuf jours*, plus ou moins, avec la pommade citrine , dont je marquai la dose pour chaque friction. Après cinq frictions, la mère me dit que son nourrisson ne prenait le mamelon qu'avec difficulté. Cependant la cure de la mère et de l'enfant s'avançait d'une manière très-sensible ; les boutons s'amortissaient de jour en jour, devenaient squammeux, se desséchaient ; l'écoulement des dépôts de l'enfant se tarissait à vue d'œil ; le ventre se relâcha par l'usage continué de la pommade citrine. *Sulphuris* (dit Vogel , Matière médicale , pag. 390), *à continuo usu alvus laxa fit.*

Les choses en étaient à ce point , lorsque le nourrisson s'opiniâtra à refuser le téton : pour parer à cet inconvénient , je fis , pendant deux jours , suspendre les frictions , afin que le lait de la mère ne fût pas aussi chargé de molécules sulfureuses ; pendant cet intervalle , l'enfant fut soutenu avec le lait de chèvre et une légère bouillie. Cependant , le troisième jour , la mère lui ayant présenté son sein , il le prit avec avidité. A cette époque, je fis diminuer la dose de la pommade citrine pour les frictions, lesquelles furent encore continuées pendant six jours. Elles produisirent un succès heureux; car, peu de temps après, la mère et l'enfant se trouvèrent absolument guéris, et jouissent, depuis ce moment, d'une santé parfaite.

Cette observation n'est-elle pas conforme au précepte de M. *Rosen*, qui dit (dans son Traité des maladies des enfans, pag. 526) si l'enfant est trop jeune pour risquer de le médicamenter quelque temps, sa nourrice prendra tous les jours un peu de fleur de soufre dans du lait chaud, parce que je sais, par expérience, que cela est suivi de bons succès. *Voy. Biblioth. salutaire, pag.* 330 335.

XXXIVe OBSERVATION,

Sur une métastase au rectum, par suite de laquelle le malade mourut.

SCHULTZIUS rapporte qu'il fut appelé pour voir un proconsul, âgé de 65 ans, qui, depuis 12 jours, se plaignait d'une douleur au *rectum* (gros boyau); elle était alors venue au point de lui faire garder le lit. Il lui prit une petite fièvre; le soir, ses urines étaient chargées et teintes, le pouls allait vîte; une chaleur considérable, une soif excessive, accompagnaient cette douleur qui lui ôtait l'appétit et le sommeil. Le chirurgien trouva une grande inflammation, avec tumeur au-dedans du *rectum*, du côté de la vessie. On eut recours à tous les remèdes convenables, tant internes qu'externes, mais sans avantage; car la gangrène gagna le scrotum, et le malade mourut.

Cet auteur ajoute que trois ans auparavant, ce proconsul avait eu une douleur excessive aux environs de l'œil et de la machoire gauche : elle diminua par l'usage des purgatifs qu'il avait pris au printemps et en automne ; mais elle ne tarda pas à revenir. C'est pourquoi je lui conseillai, dit-il, de se faire un cautère au bras, mais inutilement. Outre cela, il était souvent tourmenté par une démangeaison et des pustules par tout le corps, mais surtout aux parties supérieures, c'est pourquoi on lui faisait souvent des scarifications, et on le saignait toujours au printemps. Tous les symptômes disparurent quand l'inflammation survint au *rectum*, ce qui était une métastase évidente, des humeurs âcres. *Vid. Ephem. Germ. decur. première , ann.* 4 *et* 5 *, observ.* 122 *, pag.* 123.

XXXVe OBSERVATION,

Sur une gale répercutée , à la suite de laquelle le malade mourut.

LUSITANUS (Zacutus) rapporte qu'un homme d'un tempérament cacochime , qui était sujet d'avoir la gale aux approches du printemps , déterminé par un effort de la nature , se fit des frictions ou onctions, avec l'huile de myrrhe, la céruse et la litharge ; mais que ce topique, ayant fait rentrer au-dedans cette humeur, ou cette évacuation naturelle , il en fut suffoqué dans la nuit, et mourut. *Vid. obs.* 50 *, lib. tert. prax. adm., pag.* 461.

XXXVI. OBSERVATION,

Sur l'appétit dépravé survenu à une fille de quatorze ans, par suite d'une fièvre, avec des symptômes fâcheux, occasionnés par une gale mal guérie.

ETMULER dit qu'une fille de 14 ans, qui n'était pas encore réglée, fut affectée de la gale, avec laquelle elle se portait bien, mais qu'ayant voulu s'en guérir, je ne sais, dit-il, par quel liniment, il lui survint une fièvre violente, accompagnée de symptômes fâcheux. Etant délivrée de la gale, et des accidens que sa rentrée avait produits, il lui survint un appétit si dépravé qu'elle préférait les choses absurdes, comme la craie, etc., au meilleur mets et à une nouriture naturelle. *Etmuler* ne dit pas quelles en ont été les suites, mais il conseille le même moyen de *Zacutus* (*Lusitanus*), qui, en pareil cas, dit qu'il faut rappeler la gale, et guérir la maladie. *Vide Colleg. consult.,* pag. 123, cas. tert., tom. 2, par. secunda.

XXXVIIᵉ OBSERVATION,

Sur une gale répercutée, à la suite de laquelle le malade mourut.

On trouve dans les Ephémérides d'Allemagne, qu'un ministre du culte étant affecté de la gale sèche, et voulant s'en guérir, il employa seulement les remèdes toniques, sans s'être préparé intérieurement, et que, *quatre heures après s'être frotté*, il mourut d'apoplexie. Voici le texte latin : *Dominus alhandi cummii, de apoplexiâ lethali ex scabio retro pulsi. Natus* (dit l'auteur de l'observation) *mihi pastore ecclesiæ, qui cum scabiem topicis curare vellet, corpore non preparato, sub noctem quarta circiter ab inonctione hora appoplexia corripiebatur et intrà horam moriebatur.* Vid. Ephem. Germ, prima ann., obs. 58, pag. 136.

XXXVIIIe OBSERVATION,

Sur une gale répercutée, dont le malade ne dut sa guérison qu'à la reparution de cette même maladie.

DANIEL SENNERT dit que toute gale de cause interne, et dont l'éruption est la suite d'une crise, ne doit jamais être traitée légèrement; qu'il faut que les remèdes préparatoires précèdent toujours et long-temps les remèdes spécifiques. A ce sujet, il rapporte qu'au mois d'avril 1636, il traita un mélancolique qui, par suite d'une gale répercutée, fut affecté d'une fièvre violente, accompagnée de toux, de crachats qui, quelquefois, étaient sanguinolans ; le malade ayant en outre grande peine de respirer; et qu'il ne dut sa guérison qu'à la reparution de la gale. *Vid. Pract.*, *lib. V. part. 1, caput* 28, *pag.* 825.

XXXIXe OBSERVATION,

Sur une gale répercutée, à laquelle succéda la perte de la vue.

LE même auteur fait mention d'un étudiant qui, ayant la gale, chercha à s'en guérir par le moyen des topiques externes ; ce qui lui produisit la perte de la vue pendant deux jours. Il lui survint en outre une oppression violente, avec serrement de poitrine, et rendait des urines fort noires. Les remèdes convenables pour déterminer la gale à reparaître ayant été administrés, ils produisirent leurs effets, et le malade se trouva soulagé ; mais trois mois après, il retomba dans le même état, sans cependant devenir aveugle, et fut affecté d'épilepsie, dont il guérit par des remèdes indiqués. *Idem, ibid.*

XLe OBSERVATION,

Sur la gale mal guérie, qui occasionna la perte de la vue, l'épilépsie et la mort.

———

Le même *Sennert* dit avoir connu différentes personnes affectées de douleurs de poitrine, de pleurésie, et d'autres infirmités incalculables, déterminées par la gale répercutée ; et notamment, dit-il, un enfant de quatorze ans qu'on avait frotté d'onguent antipsorique pour la guérison de la gale. Il rendit des urines noires, perdit la vue, et fut atteint d'accidens épileptiques, dont les récidives étaient fréquentes, à la suite desquelles il mourut. *Id. ibidem.*

———

XLIe OBSERVATION,

Sur la perte de la vue, par suite d'une gale répercutée.

M. *Hévin*, déjà cité, rapporte que **M.** *Simon* (il était correspondant de l'académie des sciences, et chirurgien - major de l'hôpital militaire de Mont-Louis) avait connu un *sujet* qui avait perdu la vue par la répercussion et le desséchement subit des pustules galeuses. On en a vu, ajoute-t-il, devenir épileptiques, asthmatiques, paralytiques, et tomber dans l'assoupissement léthargique, par la même cause. *Voyez son Cours* de pathologie et de thérapeutique, *tom.* 2, *pag.* 244, *année* 1793.

XLII.e OBSERVATION,

Sur la goutte, par suite d'une gale mal guérie.

M. *Marm....* (David), âgé de quarante-deux ans, m'a dit qu'étant en Portugal, près Lisbonne, il eut, sur la fin de l'an 1788, une fièvre double-tierce, et qu'à cette époque, il fut affecté d'une gale sèche qui occupait presque tout le corps; il était alors âgé de vingt-deux ans. Voulant se délivrer de cette maladie contagieuse, il en fit part à un chirurgien d'un vaisseau hollandais, qui, sans aucune préparation préalable, la lui fit disparaître en lui faisant frotter le corps d'eau de rose minéralisée avec douze grains de sublimé corrosif (muriate de mercure corrosif) par bouteille de pinte. Après ce traitement, le malade fut purgé plusieurs fois; enfin, au printemps suivant de 1789, environ cinq mois après le traitement fini, la goutte se déclara avec véhémence, dont les accès, jusqu'à ce jour ont été de plus ou moins fâcheux. Ledit sieur *Marm....*, qui est âgé actuellement de quarante-deux ans, est, pour ainsi dire, perclu de douleurs goutteuses, avec des *nodus* aux mains, etc. D'après cela, on ne peut douter que cette goutte ne soit bien le résultat de la répercussion de l'humeur de la gale.

XLIIIe OBSERVATION,

Sur une gale mal guérie, qui a produit une cataracte.

M. *Masson-Grandjean*, chirurgien oculiste de Paris, et successeur du célèbre feu M. *Grandjean* oculiste de l'Hôtel-Dieu, m'a communiqué l'observation suivante, dont l'original est entre mes mains;

« Au mois de juin 1806, M. *Gailly*, mé-
» canicien, demeurant rue de Vendôme,
n°.

» n.º 32, m'amena madame son épouse,
» qui est d'une constitution forte et robuste,
» âgée de vingt-huit à trente ans, pour me
» consulter sur l'état de ses yeux. D'après
» examen fait, je reconnus, dit M. *Masson-*
» *Grandjean*, qu'elle avait une cataracte à
» l'œil droit, et un commencement d'une
» *autre* à l'œil gauche. D'après diverses
» questions que je lui fis, elle me déclara
» qu'en voyageant, elle avait pris la gale
» dans une auberge, il y avait environ
» deux ans ; et qu'après l'avoir gardée
» pendant quelque temps, elle l'avait fait
» passer au moyen de frictions de pommade
» citrine, sans avoir fait aucune préparation
» quelconque ; mais que, quelques mois
» après, elle s'aperçut d'un affaiblissement
» de la vue, qui augmentait journellement.
» Mon premier avis, d'après cet aveu, fut
» de lui faire donner la gale, mais elle s'y
» refusa : je lui prescrivis (pour chercher à
» *diviser la lymphe*) des fondans, et un exu-
» toire au bras ; des fumigations aromati-
» ques, de même qu'une liqueur ophtalmi-
» que ; et en trois mois je parvins à dissiper
» le commencement de la cataracte de l'œil
» gauche. »

7

XLIV OBSERVATION,

Sur des accidens violens, survenus par suite de lotions de tabac, pour guérir la gale.

Au mois de messidor de l'an troisième, on porta à l'hôpital militaire de la Fraternité, à *Amiens*, un dragon du douzième régiment, qui était dans les souffrances d'estomac les plus cruelles, survenues à la suite de lotion de nicotiane (de tabac) dont il s'était servi la veille ; il s'en était frotté par tout le corps pour se guérir de la gale.

Comme j'eus, à cette époque-là, une nouvelle destination pour le service, je ne pus observer *la terminaison de cette fâcheuse maladie*. D'après des faits si évidens, et beaucoup d'autres que je ne rapporte pas, pour éviter de grossir les citations, peut-on prendre trop de précaution pour bien guérir dela gale ?

La gale, de quelque manière qu'elle se manifeste, doit toujours être considérée comme une maladie qui mérite toute l'attention de l'homme de l'art, même lorsqu'elle est simple; à plus forte raison, quand elle est essentielle, ou la suite d'une maladie dont elle n'est alors que la terminaison appelée, par *Sauvages*, gale critique. *Vid. Nosolog.* X, *ord* 5, *gen.* XXX, *spec.* 2 *et* 10: enfin les observations suivantes sont une preuve incontestable de cette vérité.

XLV⁰ OBSERVATION,

Sur une gale critique et mal traitée, d'où sensuivit la mort du malade.

GERMAIN (marin), âgé de vingt et un ans, fusilier au deuxième bataillon de l'Orne, ayant été fait prisonnier de guerre, eut une fièvre putride, à la suite de laquelle la gale lui survint. Il en fut traité très-long-temps après à l'hôpital militaire de *Toul*, sans avoir été préparé : quelques jours après en être sorti, il ressentit de violentes douleurs dans les lombes, qui se terminèrent par un dépôt considérable à la partie supérieure externe de la cuisse gauche, qui, s'étant ouvert, dégénéra en ulcère fistuleux, avec carie au grand *trocanter*. Le 25 brumaire an cinq, jour de ma première visite à l'hôpital militaire de Beauvais, je trouvai ce malade dans l'état ci-dessus et dans le marasme absolu.

XLVIᵉ OBSERVATION,

Sur une fièvre putride, à la suite de laquelle se déclara un ictère général, qui se termina par la fièvre, et celle-ci par une gale critique, qui, ayant été mal traitée, occasionna la mort du malade.

GOURSAND (Jean), âgé de vingt-sept ans, fusilier au premier bataillon du cent deuxième régiment, fut fait prisonnier de

guerre à *Marchiennes* et conduit à *Oude-*
narde, où il eut une fièvre putride ; ayant
été évacué sur *Louvin*, il fut affecté d'un
ictère général ; tout le corps devint jaune.
Dans cet état, et par circonstance militaire,
il fut envoyé à l'hôpital militaire de *Bou-*
caut où la fièvre reparut, et à laquelle succéda une gale sèche et très-abondante, et
l'ictère disparut.

Ce malade ayant été transféré à *Liberstut*,
et de là à *Trébour*, près Mayence, il y fut
traité de sa gale sans être préparé, ni sans
qu'on n'eût égard à la nature de cette maladie psorique, qui certainement n'était
qu'une crise salutaire ; et à une aurore de
guérison parfaite, succédèrent des *cala-*
mités innombrables, par suite de la disparution subite de l'humeur psorique, qui occasionna une respiration difficile et laborieuse, de même que le météorisme ou ten-
sion du ventre. Dans cette cruelle position,
ce malade fut évacué sur Münster, où il
n'obtint qu'un faible soulagement des soins
qu'on lui donna pendant *six mois*. Enfin,
en thermidor de l'an trois, ce militaire ren-
tra en France, étant dans un état déplorable, et il fut envoyé à l'hôpital militaire de
Maëstricht, et d'hôpital en hôpital, sur celui

de *Compiègne*, où on lui ouvrit un dépôt considérable, qui s'était formé à la cuisse droite, près le grand *trocanter*. Neuf mois après cette opération, on l'envoya à l'hôpital militaire de *Senlis*, et de là à celui de *Beauvais*, où il entra le 23 vendémiaire an cinq, trente mois après son entrée à l'hôpital militaire d'*Oudenarde*.

Le 23 brumaire suivant, jour de ma première visite audit hôpital militaire de Beauvais, je trouvai ce malade dans l'état le plus triste : il avait un trou fistuleux au lieu où on lui avait ouvert le dépôt, et le genoux droit, de même que le poignet de la main du même côté, étaient très-enflés et douloureux; les urines passaient difficilement, les inquiétudes et l'insomnie l'accablaient; enfin il tomba dans le marasme le plus confirmé; et le 15 messidor an cinq, il fut évacué sur l'hospice civil dudit Beauvais, par suite de la suppression de l'hôpital militaire, où il mourut quelques jours après y être transféré, ainsi que *Germain*, précité.

XLVIIᵉ OBSERVATION,

*Sur une gale critique, qui ayant été réper-
cutée, produisit la perte du malade.*

Au commencement du mois de fructidor
de l'an six, M. *Léhn*, capitaine au troisième bataillon de la quatre-vingt-quator-
zième demi-brigade de ligne, étant en garnison *à Nieuport*, eut une fièvre putride
bilieuse. M'ayant fait appeler, je lui prescrivis les remèdes analogues à sa maladie, tels
que limonade, vomitif, purgations, etc.
S'étant trouvé mieux quelque temps après,
il sortit se promener sur les remparts de la
ville, du côté de la mer, où l'atmosphère
est toujours du plus ou moins humide; le soir
en rentrant, la fièvre se déclara de nouveau,
avec redoublement. Les moyens curatifs furent employés de rechef, et notamment l'eau
de fleur de sureau, pour exciter le rétablisse-

ment de la transpiration; ce qui procura le succès désiré : enfin la gale sèche se manifesta abondamment quelques jours après, et le malade se rétablissait à vue d'œil lorsque tout-à-coup il s'affecta d'avoir cette maladie contagieuse; ce qui le détermina à me solliciter de l'en délivrer. Je lui exposai que cette gale lui était salutaire, qu'elle n'était que la terminaison de sa maladie putride, et à laquelle gale il n'y avait aucun traitement à faire, quant à présent ; que, si par cas, on la guérissait sans des préparations préalables, il serait exposé à des accidens fâcheux. Étant tombé malade moi-même à cette époque-là, cet officier la fit disparaître en se frottant d'un onguent qu'il acheta chez un apothicaire de la ville. Ce malade se croyant guéri, il m'en fit part le 19 vendémiaire an sept; mais, huit jours après la prétendue guérison, la fièvre se déclara avec véhémence, accompagnée de prostration de force, et les urines passant très-peu ; dans cet état, il fut envoyé à l'hôpital militaire de *Lille*, où il mourut quelques jours après son entrée.

XLVIIIe OBSERVATION,

Sur une gale critique, qui a produit la guérison d'une perte de sang chez une femme.

LANZONUS (Joseph) rapporte qu'une veuve, âgée de trente ans, était accablée de tristesse depuis la mort de son mari ; sa mélancolie était accompagnée d'une hémorragie utérine (perte de sang). La malade languissante, était sans force ; elle avait le visage et les cuisses enflées : on fit inutilement toutes sortes de remèdes ; mais la gale étant survenue, la délivra de l'état fâcheux où elle était. *Vid. Ephen.* germ. dec. 2, ann. 9, obs. 207, pag. 378.

La gale traitée d'après les préparations requises par sa qualité, sa complication et le tempérament du malade, etc., ne laisse presque jamais de suite fâcheuse.

Ces préparations ordinaires, du plus ou moins répétées, etc., continuées selon l'exigence des cas, consistent, 1°. dans la saignée (ayant néanmoins égard à l'état présent du sujet), car, s'il était épuisé par des maladies précédentes, ou des marches, ou des privations continuelles, etc., dans ces cas-là, la saignée serait nuisible; 2°. par les vomitifs qui ne doivent être employés cependant que dans les cas où il y aurait sabure, ou embarras dans les premières voies, si toutefois, il n'y a pas de contre-indication, comme par exemple, quand il y a une *descente* ou *hernie*, ou que le malade est sec, maigre, ou sujet au crachement de sang, etc. ; 3°. par les purgatifs, les bains chauds, ou même de rivière, pendant les grandes chaleurs : car il est essentiel, dans toutes les maladies de la peau, et même dans *celles* où il faut émousser les âcres, etc., et donner de la fluidités aux humeurs ; il est essentiel, dis-je, et absolument nécessaire de persister sur l'usage des bains, comme moyen préparatoire, et par-là ils deviennent, pour ainsi dire, les premiers remèdes spécifiques contre toutes ces maladies difficiles à guérir radicalement. Les bouillons apéritifs ou tisanes amères, le petit lait, l'eau de veau, etc.,

doivent aussi être employés, selon l'indica-
tion et les causes de complication. Enfin,
quelquefois les sudorifiques combinés avec
les purgatifs sont nécessaires; on emploie
quelquefois aussi la crême de tartre, à la
dose de 10, 12, 15 grains, dans un jaune
d'œuf, pour les tempéramens lâches et humides.

On ne saurait trop bien préparer les malades pour les guérir de la gale, ainsi que de
toute autre maladie de la peau; c'est ce que
l'expérience m'a appris, et que je ne puis
trop répéter en faveur des jeunes médecins
et autres personnes.

Dans la gale compliquée de syphilis ou de
scorbut, il faut traiter ces maladies, avant
d'en venir à la première, qui ordinairement
se trouve guérie par les frictions mercurielles, administrées pour la maladie syphilitique; je dis *ordinairement*, car cela n'est
pas toujours vrai : l'observation suivante en
est une preuve péremptoire.

XLIX.ᵉ OBSERVATION,

*Sur une gale que les frictions mercurielles
ne purent guérir.*

En l'an quatre, au mois de germinal, M...,
officier au cinquième régiment d'hus-
sards, entra à l'hôpital militaire *de Mau-
buisson*, près Pontoise, affecté de gale et
de deux bubons vénériens aux aines. Après
avoir été préparé par les boissons et par les
bains (il en prit trente), il prit ensuite dix-
huit Frictions hydrargiriques. Tous les
symptômes véroliques disparurent à la hui-
tième friction, et cependant la gale existait encore à la dix-huitième et dernière, ce qui
me détermina à faire prendre à cet officier
deux bains de propreté, et à le mettre à l'u-
sage des bols et de la pommade sulfureuse,
ainsi que de l'eau de sureau : dix jours après,
aucun vestige de la gale n'existait plus.

Lᵉ OBSERVATION,

Relative à une gale traitée trop tôt, qui se manifesta de nouveau, après un traitement fait méthodiquement.

Iʟ est essentiel d'observer qu'il y a des cas où on ne doit pas guérir trop tôt la gale naissante, surtout lorsqu'elle est tardive à se manifester, quoique les moyens nécessaires pour la déterminer à se porter à la peau aient été employés ; car bien souvent le malade (malgré qu'il soit bien préparé, ensuite qu'il ait reçu le traitement nécessaire) n'est pas toujours à l'abri d'un retour de gale, ou bien de faire une maladie fâcheuse. C'est ce qui est arrivé en brumaire de l'an quatorze, au sieur François Gor... âgé de treize ans et demi, doué d'un tempérament sanguin, demeurant chez M. son père, rue de Grenelle. A cette époque, la gale sèche lui revint fort heureusement, ce qui lui évita une maladie, et peut-être des suites sinistres. Enfin, après de longues préparations en tous genres, ce jeune homme en fut guéri radicalement.

LIᵉ OBSERVATION,

Sur une gale rentrée, par suite de trai-
tement inconsidéré , qui occasionna
l'hydropisie.

On lit dans les Actes philosophiques ,
qu'un enfant de huit ans avait la gale ; il en
fut traité avec l'onguent mercuriel sulfureux.
Après ce traitement, le ventre, le scrotum ou
bourse , et les pieds devinrent extrêmement
gonflés : on lui donnait, de deux heures en
deux heures , deux cuillerées d'une composition faite avec l'eau d'*arrête-bœuf*, de
persil, de *fleurs d'acacia* , d'*yeux* d'*écre-
visses* citronnés, de *pierre de perche* , *de
tartre vitriolé*, de *sel d'anonis*, de *tige de
féve* , de *sirop d'acacia* et de *nerprun*; il
prenait aussi un électuaire composé de *pulpe
de tamarin*, de *rob d'hyéble*, de *genièvre*,
d'*électuaire catolique* et de *tamarin*, avec les
feuilles de séné , *racine de jalap* , *tartre so-
luble*, *poudre de séné*, de *rhubarbe* et de

sirop de nerprun. L'usage de ces remèdes, continué quelques jours, fit dissiper l'enflure de l'abdomen et des pieds. Le scrotum resta dans le même état ; ayant été percé, il en sortit, goutte à goutte, environ trois onces d'eau ; mais le lendemain, le scrotum était aussi gros et très-enflammé. On mit sur la plaie un onguent composé de *digestif brun,* de *wurzius* et de *baume du Pérou,* et l'on couvrait tout le scrotum d'un emplâtre défensif rouge ; par ce moyen, l'eau eut le temps de s'écouler, et la chair corcorrompue du scrotum de se séparer, laquelle on avait soin de laver avec une forte décoction de racine de valériane, de scrophulaire, et de *vincetoxicum* ou domptevenin, dans l'eau commune ; de sorte que tout fut fini dans l'espace de six semaines. *Vide Act. philosoph. med. germ.,* 5 *vol.,* *obs.* 49, *pag.* 183.

LIIᵉ OBSERVATION,

Sur une gale rentrée, qui causa une hydrocéphale (hydropisie de cerveau).

Kᴇʀɴ, rapporte qu'une fille de quatorze ans avait la teigne, ainsi qu'une grande quantité de poux. On y appliqua un onguent fait d'arsenic, le soufre et la graisse de cerf ; au boux de trois jours, la gale tomba sèche, et les pous n'existaient plus ; mais aussi trois jours après, cette fille tomba dans un *coma somnolentum* (ou sommeil profond). Comme cet état durait plus de 24 heures, je fus appelé, dit-il ; je mis en usage les frictions, les sternutatoires, les lavemens et les irritans, sans en obtenir aucun succès : le cautère fut appliqué, qui produisit un bon effet. Cette malade, en se réveillant, se plaignit d'une grande pesanteur de tête, qui fut suivie d'un gonflement au visage, et ensuite par toute la tête ; de sorte qu'au bout de huit jours, elle était d'une grosseur capable de contenir vingt livres de liqueur. Cette

tumeur

tumeur s'éclipsa par divers remèdes, qui déterminèrent un écoulement par les narines, les yeux et les oreilles, d'une sérosité corrompue et puante; mais il resta une fistule lacrimale incurable. *Vid. éphem. germ. cent.* 1 *et* 3, *observation* 157, *page* 323.

LIIIe OBSERVATION,

Sur une gale guérie par l'apparition des règles.

PAULINUS (Chrétien-François) rapporte qu'il a connu une hollandaise, dont les mamelles étaient couvertes de gale qui fut guérie par la reparution de ses règles. *Vid. Ephem. germ. déc.* 2, *ann.* 5, *observation* 11, *page* 11, *append.*

LIVe OBSERVATION,

Sur une gale qui croissait avec la lune.

LANZONUS, déjà cité, rapporte que la gale qu'un soldat avait eue pendant dix-sept mois, croissait avec la lune ; ses mains, même ses genoux et ses pieds s'enflaient au point d'empêcher le mouvement, de sorte que ce soldat, au premier quartier de la lune, était forcé de rester dans son lit, pendant les trois ou quatre premiers jours.

Il n'y a pas de maladie, à l'exception de la syphilitique (maladie vénérienne) pour laquelle les gens de l'art de guérir aient tant proposé, et même adopté de remèdes, et sous différentes formes, que pour la gale. Un chacun d'eux n'a vu pour ainsi dire, dans le moyen curatif qu'il proposait, qu'un remède par excellence, prompt, radical, sans suites fâcheuses, agréable dans l'usage, et^t

exclusif à tous les autres , sans même en excepter les remèdes adoptes , et consacrés par une pratique de plus de deux *mille ans* , et toujours soutenue par des succès les plus heureux. A la vérité , la préconisation de beaucoup de ces divers remèdes antipsoriques n'avaient pour base qu'une expérience naissante , ou peu réfléchie de la part de leurs auteurs. Aussi en est-il résulté et en résulte-t-il journellement que presque tous les remèdes dits *infaillibles* , tombent dans l'oubli peu de temps après avoir été publiés.

Il y a de ces remèdes qui ont été proposés , et même mis en usage par des habiles praticiens , quoiqu'eux-mêmes fussent certains que ces remèdes étaient très-dangereux par leur nature ; remèdes qui le deviennent encore plus , lorsqu'il sont employés par des hommes peu instruits en médecine , ou qui n'ont aucune notion de cette science. Or , sous ce double rapport , ces remèdes dont nous parlerons après , doivent totalement être proscrits , afin d'éviter de nouveaux malheurs à l'espèce humaine.

On voit dans les divers ouvrages des auteurs qui ont écrit de la gale , que tous les acides tirés des trois règnes , ont été mis à contribution , même de quelque nature qu'ils fussent, pour guérir cette maladie contagieuse. Il paraît que l'empressement qu'ils ont mis pour obtenir un moyen spécifique contre cette affection cutanée, a produit l'inverse du but qu'ils s'étaient proposé; car, plus leurs recherches étaient intéressantes pour l'humanité, plus certains individus en ont abusé. De même que l'importance dont est susceptible cette cruelle maladie, qui, étant mal guérie ou répercutée, laisse des suites fâcheuses, et très - souvent mortelles, sans que le médecin le plus instruit puisse s'en douter, en soignant d'une maladie subséquente le malheureux qui en est la victime, celui-ci n'exposant pas son état précédent, soit par faute de connaissance, ou ne présumant pas que sa position présente dépende d'une gale qu'il croyait être bien guérie.

On a proposé, pour guérir de la gale, de se servir d'onguent ou liniment, dont la base est l'*arsenic*, l'*eau forte*, le *sublimé corrosif*, etc. etc. Quant on réfléchit que les remèdes proposés sont des poisons les plus *violens qui soient connus*, on est surpris, et on se demande si des hommes célèbres ont pu avoir le courage de les conseiller, quoiqu'employés extérieurement ; de même que l'usage du tabac et autres semblables, qu'il est inutile de faire connaître au public ; remèdes qui, même employés par des praticiens éclairés et zélés observateurs, peuvent, dis-je, produire des effets mortels. A plus forte raison, quand ils sont administrés par des hommes peu instruits en médecine, ou par des personnes étrangères à cette science, qui, malheureusement pour l'humanité, sont en très-grand nombre : donc ces poisons doivent être proscrits comme moyens curatifs contre les maladies de la peau. Les observations suivantes prouvent cette terrible vérité.

LVe OBSERVATION,

Sur une gale répercutée avec l'arsenic;
le malade mourut.

LUSITANUS rapporte qu'un jeune florentin, se voyant le corps couvert d'une vilaine gale, voulut, malgré le conseil des médecins, s'oin-

dre d'un onguent dans lequel entrait *l'arsenic*, et le lendemain ses domestiques le trouvèrent mort dans son lit. *Vid. cent.* 11 , *obs.*
33. , *pag.* 181.

Le même auteur ajoute qu'il a connu un
autre malade, que pour s'être fait une pa-
reille onction (où entrait l'arsenic) il devint
fou et si furieux , qu'il sej eta par la fenêtre ,
et se cassa une jambe ; mais qu'heureusement pour lui, et aidé par les remèdes, il
guérit de sa fracture , de sa folie et de la gale.
Enfin , dit-il , plusieurs *autres* , pour s'être
traités de cette manière (avec l'arsenic) sont
tombés dans de grands maux, ou ils ont été
affectés de fièvres terribles, qui les ont conduits au tombeau.

Allen (M. J.), médecin anglais, dit que
l'application extérieure de *l'arsenic* est
encore très-dangereuse et très-pernicieuse.
On trouve, dit cet auteur, dans les Traités
de médecine, des histoires de gens qui sont
morts, pour s'être frottés avec un onguent
où entrait *l'arsenic*; d'autres en sont devenus
fous, d'autres en sont demeurés boiteux le
reste de leur vie. *Voy.* tom. 5, pag. 289, art.
2294 de son Abrégé de toute la médecine
pratique.

LVIe OBSERVATION,

Relative à une fièvre putride, par suite d'une gale répercutée par l'effet d'un liniment où entrait l'arsenic, auxquels accidens succéda la goutte.

M. *Brochard*, né à Montaigu, département de la Vendée, eut la gale à l'âge de dix-huit à vingt ans; voulant la faire passer, il s'adressa à M. *Bréban*, chirurgien au bourg de Verton, à deux lieues de *Nantes*, qui lui fit faire une eau arsenicale, c'est-à-dire de l'eau où on avait mis dissoudre de l'arsenic et quelques autres drogues Ce jeune homme s'en frotta aux poignets et sur la poitrine, conformément à l'avis de ce chirurgien : le lendemain de cette friction, tous les endroits frottés étaient noirs, et la gale avait disparu. Quelque temps après, ce jeune homme eut une fièvre putride, de laquelle il manqua de périr. A cette maladie succéda la goutte, qui n'a cessé de tourmen-

ter du plus ou moins cet homme, et l'avait
perclu, pour ainsi dire, de ses membres. Tel
est le récit qui m'en a été fait par le sieur
Brochard, âgé de soixante-dix-huit ans, et
demeurant à Paris, qui depuis peu est décé-
dé dans cette ville, par suite de paralysie.

LVIIᵉ OBSERVATION,

*Relative à une fièvre putride, par suite
d'une gale répercutée par un liniment
où entrait l'arsenic.*

Vaneau (Guillaume), âgé de cinquante-
huit ans, métayer de feu mon père, eut la
gale; et sans consulter son maître qui était
chirugien, il la fit passer en se frottant par
tout le corps d'un liniment où entrait de
l'arsenic, qu'un de ses voisins lui donna.
Le lendemain de cette friction, toutes les
parties frottées étaient noires, et aucune ap-
parence de gale n'existait plus; mais huit
jours après, cet homme devint hébété, autrement dit, stupide, et tomba par la suite en

démence. Dans cet état, il fut affecté (et fort heureusement) d'une fièvre putride, dont il manqua de périr, à la suite de laquelle il fut délivré de l'état de démence où il était tombé.

On a préconisé l'extrait de Saturne, comme un remède sans inconvénient, pour guérir de la gale ; aussi dans le temps, le gouvernement, toujours prêt à saisir avec empressement tout ce qui pouvait être favorable aux gouvernés, ordonna en 1747, d'après le rapport qui lui fut fait de ce remède, qu'il serait employé dans tous les hôpitaux militaires du royaume, pour en constater l'efficacité. Les procès - verbaux qui furent dressés des effets de ce remède, furent, pour ainsi dire, tous du plus ou moins en sa faveur. Cependant, malgré ces formalités, l'auteur de ce remède, M. *Goulard*, chirurgien major de l'hôpital militaire de Montpellier, et homme d'un rare mérite, n'en éprouva pas moins des contrariétés sur l'efficacité de son remède, ainsi qu'on le voit dans les *Observations*, sur l'extrait de Saturne, *en Allemand*, où il y est dit que, dans le cours de trois semaines, l'eau de M. Goulard a été employée pour *vingt galeux*.

A peine y en a-t-il eu *un* qui ait été guéri, que les *autres* ont été affectés, par suite de ce traitement , de vertiges , de cécité , d'anasarque universelle, de toux violente , etc., et que les accès cessèrent dès qu'on eut discontinué d'employer ce remède saturnin. Ne m'étant pas servi de ce topique pour guérir de la gale , je ne puis en connaître les résultats ; cependant j'observerai qu'il est impossible de guérir radicalement une maladie si difficile à traiter que la gale , par 4, 5, 6 ou 7 frictions , etc. , surtout lorsque les malades n'auront pas été préparés ainsi qu'il est nécessaire. Néanmoins on voit , et ce n'est pas sans étonnement , que le procès-verbal de M. *Lanoy* , médecin de l'hôpital militaire de Douay, en date du 27 mars 1757, porte que des militaires ont été guéris de la gale, après avoir reçu le nombre de frictions sus-rélatées. *Voy*. le Trait. sur le plomb, de M. *Goulard*, tom. Ier , page 198, ann. 1760.

Il paraît que M. *Lanoy* n'avait pas préparé ses malades , car il en aurait fait mention dans son procès-verbal précité. En cela, il aurait dû suivre la marche que tint le docteur *Ménuret*. *Voy. l'observation de ce médecin praticien , dans le Traité de*

M. *Goulard, déjà cité*, *page* 261. Tout porte à croire que les malades qui ont été traités par ce remède, n'ont pas été à l'abri des accidens qui résultent du mauvais traitement de la gale, ou de sa répercussion, puisque ce remède est tombé dans l'oubli.

On a préconisé aussi les lotions faites avec les feuilles de tabac (nicotiana tabacum) comme un remède par excellence pour guérir de la gale, qui n'entraîne pas, ont dit quelques auteurs, les dangers de la répercussion, ainsi que peuvent le faire les onguens, comme corps gras : cependant, l'observation ci-après prouve le contraire.

LVIII_e OBSERVATION,

Relative aux accidens funestes qui ont résulté des lotions de tabac, pour guérir de la gale.

En l'an deux, au mois de pluviôse, je fus chargé du service de santé de l'hôpital militaire de la Visitation de la ville de Saumur,

qui conténait environ 350 malades galeux ;
j'en trouvai 50 affectés de fièvres putrides
(adynamiques (avec des points de côté et
étouffemens survenus (me dirent MM.
Lamarque, *Guérin*, *Majesté*, *Lepage* et
Ruelle, tous officier de santé dudit hôpital) par suite des lotions de nicotiane (tabac) dont mon prédécesseur se servait.
La plupart de ces malades, *et ce fut le
plus grand nombre*, ne durent leur rétablis-
sement qu'à l'usage des boissons stibiées,
d'eau de sureau, des potions cordiales, où
entrait l'alkali volatil-fluor, le vin comme
cordial ; les vésicatoires, mis tant aux jambes que sur le côté douloureux, furent employés avec succès, et je supprimai totalement ce remède dont se servaient les autres
malades, et ils furent mis à l'usage de l'eau
de sureau, des bols et frictions sulfureux.
Aucun des accidens précités ne se manifes-
tèrent plus, ainsi que j'en fis part alors *au
conseil de santé*. Il est à observer que presqu'à la même époque, de semblables accidens avaient lieu dans les hôpitaux militaires
de *Valognes*, de *Bayeux* et de *Rouen*. *Voy.
les réflexions sur la gale, de MM. Maugras
et Vernet*, officiers de santé en chef de l'armée des côtes de Cherbourg, imprimées à

Caen en l'an deux, pag. 18. On dira sans doute que ces inconvéniens ont résulté de l'ineptie de ceux qui ordonnaient ou administraient ces lotions, et de l'abus que les malades en faisaient, ou des écarts qu'ils commettaient. Il est possible que ces circonstances y aient influé pour quelque chose ; mais comme les mêmes accidens, ou d'autres équivalens, ont eu lieu auxdits hôpitaux militaires de *Valognes*, *Bayeux* et *Rouen*, où les malades éprouvèrent des spasmes, des vomissemens, des coliques vives, la fièvre, et même les convulsions, le plus grand nombre des malades de ces hôpitaux refusèrent de continuer les lotions de tabac, et l'usage en fut abandonné. *Voy. les Réflexions déjà citées.* Il paraît que M. *Souville* craignait de semblables accidens, quand il se servait de lotions de tabac pour guérir ses douze galeux, puisqu'il leur administrait intérieurement les bols sulfureux, afin de favoriser leur guérison, sans suite fâcheuse. Cependant, à la même époque, il déclamait contre l'usage du soufre pour la gale. *Voy. le Journ. de méd. militaire déjà cité, tom. 5, pag. 12*, où est l'observation de M. *Souville*, chirurgien-major de l'hôpital militaire de Calais.

D'après tous ces accidens, on est auto-risé à affirmer que l'usage des lotions de tabac, et même de tout autre remède sem-blable, doit être proscrit, à moins qu'il ne soit employé que par des *praticiens éclairés, attentifs et observateurs* des ef-fets de ce *remède*, afin de parer ou de remé-dier promptement aux événemens sinistres qui pourraient avoir lieu.

Je ne doute pas que si *Boheraave* avait eu occasion d'observer les funestes effets que le tabac produit dans le traitement de la gale, il ne l'aurait pas préconisé (ainsi qu'il a fait dans son Histoire des plantes du jardin académique de Leyde), comme étant un remède spécifique contre les af-fections psoriques. J'en pourrai dire autant à l'égard de *Lémery* et de *Dodoneus* : ce dernier exerçait la médecine dans les Pays-Bas.

Il est surprenant que *Boeraave*, cet au-teur célèbre, ait pu conseiller l'usage de cette plante(tabac)pour la gale,puisqu'il dit,*page 6 du discours préliminaire de son Traité des maladies vénériennes, année* 1753, que la plus *petite quantité* de suc de tabac, mêlée avec nos humeurs, les fait toutes dé-

générer en une nature étrangère, et conduit inévitablement à la mort, et même en
très-peu de temps. Cette assertion fatale
est confirmée par le fait qui suit.

LIXe OBSERVATION,

*Sur les lotions de tabac contre la gale,
qui déterminèrent des coliques violentes
et la mort.*

M. *Defrenne* (Jean-Joseph), ancien as-
sesseur du collège des médecins de la ville de
Bruxelles, et médecin de l'hôpital militaire
de la Rochelle, eut en l'an 2 la gale. A cette
époque-là, s'étant servi des lotions faites
avec le tabac pour se guérir, il fut affecté
subitement d'une colique très-violente, de
laquelle il mourut en très-peu de temps,
après avoir souffert cruellement. Ce fait
coïncide avec *ceux* qui sont arrivés aux malades des hôpitaux militaires de *Saumur*,
de Valognes, *Bayeux et Rouen*, déjà cités,
et prouve combien ce remède est dangereux
pour guérir la gale.

On se sert, pour le traitement de la gale, des préparations de plomb, de soufre et de mercure, mêlés avec des huiles, pour en former différens onguens antipsoriques ; un mélange de sel ammoniac, de soufre et d'onaxonge, l'onguent napolitain-citrin, la pommade faite avec le précipité rouge et l'onguent rosat ; celle composée de sublimé corrosif, de céruse et de bœuf frais ; enfin l'onguent fait avec l'œthiops minéral et de graisse, sont autant de remèdes antipsoriques.

Outre ces moyens curatifs, dont la base est tirée du régne minéral, on en peut composer avec les sucs, ou extraits de différens végétaux ; tels sont *l'ellébor* noir et la *scille*, dont se servaient les bergers, au rapport de *Virgile*. (Géorg., lib. 3, pag. 450). Telle est la *passerage (lipidium latifolium)*, adoucie avec la cire et l'onguent rosat vanté par Pline. (*His. natur., livre 20, chap.* 17), comme un remède capable d'enlever radicalement la gale, et même jusqu'à la moindre trace de la lépre ; telle est la décoction de tabac dans l'huile ou axonge, déjà indiquée par *Dodoneus*, dont nous avons fait mention. *Stiri, hist. penep., 3 lib., pag.* 456); *Gaspard Bouhin et Mathiole (comm.*

in

in lib. 14 , *dios*) ; telles sont les raci-
de *patience*, d'*ellébore blanc* , d'*angélique* ,
de chélidoine , *de scrophulaire* , *de*
dentelaire, *etc.* Au sujet de cette dernière
plante , on lit, *dans le Journal de Méde-*
cine militaire déjà cité, tom I. page 134,
que la dentelaire (*plumbago europea*) agit
par des principes stimulans et caustiques,
qui occasionnent une légère phlogose aux
papilles de la peau ; ce qui s'oppose d'une
part à la répercussion, et détermine, de l'autre, la suppuration nécessaire, qui est suivie
assez promptement de la dissécation ; et
qu'elle guérit promptement et surement la
gale contractée par communication, comme
il arrive dans les hôpitaux, casernes, prisons,
etc. Ce remède qui obtint le suffrage de la
Société royale de médecine , d'après le rapport très-avantageux de MM. les commissaires , rapport qui fut fait avec autant de
de clarté et de précision que de justesse, par
M. Hallé, un des commissaires ; ce remède,
dis-je, étant tombé dans l'oubli, on est en
droit de présumer que les médecins qui l'ont
employé depuis cette époque, n'ont pas eu
les mêmes succès que *ceux* obtenus par
M. *Sumeyre*, son auteur, ainsi que par
MM. les commissaires de la Société royale

de médecine, lors de leur expérience sur les enfans de la Pitié. Toutes ces plantes, et autres dont les principes sont à peu près les mêmes, sont toutes très-acres, et quelques-unes fournissent, à l'analyse, une plus ou moins grande quantité de soufre ou divers *sulfates* (combinaison de l'acide sulfurique avec différentes bases salifiables.) Ces substances bouillies dans le beurre, l'huile ou l'axonge, fournissent des moyens curatifs contre la gale. D'après l'autorité des anciens, les plantes ci-après, bouillies ou infusées dans l'eau, sont encore propres à combatre le vice psorique (la gale), telles sont les feuilles de *figuier*, *de laurier*, *d'oléandre* (espèce de laurier-rose ; *nerium oléander*), de sabine, de noyer, de ronce, de troëne, de rhue (ruta graveolens); la camêlée, le staphisaigre, les clématites, la vermiculaire brûlante (*sedu macre*), la moutarde, les renoncules, le poivre du Pérou, les anémones, les thitimales, la coloquinte, la racine de pyrethre, le fruit de fusain, la scabieuse, la sabine, la cevadille, ou orge caustique, etc. Mais que d'accidens ne laissent pas presque tous ces moyens curatifs, lorsqu'ils sont administrés par des médecins, chirurgiens ou officiers de santé peu instruits et peu attentif, dont le nombre n'est que trop considérable. *Medici nomine quidem multi reipsá veró perpauci*, hipp. lex). A plus forte raison, lorsque ces moyens sont employés par des personnes qui n'ont aucune connaissance dans l'art de guérir, dont la science consiste dans une routine journalière !

RESUMÉ.

QUE la gale soit accidentelle, c'est-à-dire qu'on l'ait acquise, essentielle (quand elle dépend du vice des humeurs), ou qu'elle soit la terminaison d'une maladie (alors elle est appelée *critique*), on doit toujours, ainsi que je l'ai déjà dit, avoir égard aux causes qui l'ont produite, afin de faire un traitement certain et sans suite fâcheuse.

Le traitement préparatoire devra toujours être relatif à la nature de la gale, à ses complications et à ses causes, au tempérament du malade , de même qu'à l'âge et au sexe, etc. J'observe expressément qu'il n'appartient qu'aux médecins , chirurgiens,

et officiers de santé, éclairés et observateurs, de traiter cette maladie si dangéreuse,
par suite des accidens funestes qui peuvent
lui succéder, lorsqu'elle est mal guérie, ou
répercutée. Ainsi, d'après des principes
aussi essentiels et des faits si évidens, tout praticien instruit et honnête, doit par prudence
et par devoir, se servir d'un remède, au moyen
duquel il est certain qu'il guérira radicalement, et presque toujours sans inconvénient;
qui, administré par des praticiens même les
moins instruits, ne peuvent produire aucun
effet fâcheux. Ce remède qui est reconnu,
depuis près de deux mille ans, pour le premier moyen contre la gale (*Voy.* Virgile,
déjà cité), puisqu'il est toujours admis dans
presque tous les formulaires, et que la pratique journalière en consacre l'efficacité,
n'est cependant pas moins en quelque façon
désapprouvé par plusieurs praticiens célèbres, à cause de ses émanations désagréables
qui succèdent à son usage.

Est-il concevable que des émanations désagréables d'un remède (qu'on peut cependant anéantir par les aromates) puissent
prévaloir contre la vertu spécifique de
ce même remède, sur-tout quand il s'agit
d'éviter des accidens fâcheux et même
mortels? On peut néanmoins affirmer que

ce remède est le seul antipsorique , dont le succès soit constant. Tels sont les sentimens de tous les auteurs éclairés. Ce remède réunit la vertu diaphorétique et antipsorique. Donné à petite dose , il pousse la matière à la surface du corps, et appliqué extérieurement, il déterge les petits ulcères cutanés (de la peau). L'expérience m'a prouvé que ce remède infaillible, dont l'effet n'est jamais fâcheux, est le soufre, employé tant en frictions qu'en bols pris intérieurement, et aidé de boisson diaphorétique, telle que la tisane faite avec la scabieuse ordinaire, ou des bois ; la fleur de sureau, le chardon-bénit, la mélisse, etc. Cette pratique est confirmée par le témoignage des auteurs les plus graves, et par l'observation journalière des médecins et chirurgiens chargés du service des hôpitaux, tant civils que militaires. Non-seulement, le soufre est un moyen spécifique contre la gale , mais il est encore prophilactique (qui empêche d'avoir cette maladie) contre cette affection , ainsi que contre les différentes maladies de la peau. Cette vérité est conn. e de tous les hommes de l'art de guérir, dont les connaissances sont au-dessus de tout éloge. M. *Mathieu Géraud* , docteur, régent de l'ancienne faculté de médecine de Paris , dit (dans son Essai sur la suppression des

fosses d'aisance, année 1786, not. 6, page
131) : « Qu'il n'est point étonnant que les
« vidangeurs soient exempts de gale et de
« toute espèce de maladie de la peau; que
« même ils soient promptement guéris d'une
« affection cutanée, si par hasard ces ou-
« vriers en ont, lorsqu'ils se mettent à né-
« toyer les privés. Ce phénomène n'est pas
« difficile à expliquer; la vidange (vane ou
« partie liquide du privé) fournit conti-
« nuellement des émanations; une partie de
« celles-ci, qui ne cessent d'environner le
« vidangeur pendant son travail, forme le
« soufre. Ce dernier, comme on le sait, de
« même que les diverses préparations où il
« entre, est un des remèdes les plus convena-
« bles aux différentes maladies de la peau. »

(On trouve ci-après la composition de la
pommade sulfureuse aromatisée , pour les
personnes affectées de la gale, qui ne peuvent
supporter l'odeur du soufre.)

On ne peut disconvenir qu'il y a des cir-
contances impérieuses et quelquefois malheureuses, vu l'état de détresse du malade
galeux, qui empêchent de pouvoir faire un
traitement aussi méthodique qu'absolument
nécessaire pour guérir radicalement de la
gale; circonstances qui exposent très-souvent

le malade à tous les accidens dont il a déjà
été fait mention, si par cas, on ne prend les
précautions nécessaires qu'exige la position
présente du galeux. C'est à cette considé-
ration, et pour éviter le plus d'accidens possi-
bles, que je me suis déterminé à tracer la
marche qu'on doit tenir, pour éviter, dis-je,
les suites malheureuses, et souvent que trop
fréquentes (parmi le peuple), qui résultent
lorsqu'on ne prend aucune précaution pour
se *guérir* de la gale. C'est *aux personnes
charitables, tant* par *profession* que par *sentimens humains*, qui secourent habituellement cette classe d'hommes aussi malheu-
reuse qu'intéressante par sa misère et ses
infirmités, que je recommande mes faibles
conseils en faveur des pauvres.

*Méthode curative et circonstancielle pour
guérir la gale.*

Quand la personne ne pourra pas faire
usage de petit lait, d'eau de veau, ni de bains
domestiques, ou de rivière en été, elle prendra plus ou moins d'une légère tisane de

chiendent , dans laquelle on fera infuser, en
retirant le vase du feu, des feuilles de bourrache et de chicorée sauvage ou bien de *laitue*
au lieu de bourrache, pour la gale sèche,
avec démangeaison considérable et insomnie. Comme dans l'hiver, on ne peut se procurer de laitue, ou autre plante de même nature, on pourra les remplacer par une forte
pincée de *coquelicot*, par pinte de tisane.

On observera aussi de ne boire la tisane
que chaude en hiver, et par verre ordinaire,
que trois heures après le repas, et cesser
d'en prendre qu'une heure avant de manger,
afin d'éviter les indigestions, qui deviendraient
très-nuisibles.

Après avoir bien lavé la masse du sang,
on se purgera plusieurs fois avec des méde-
cines ordinaires, ayant toujours égard au tempérament du malade, etc. En outre, c'est l'état
humoral qui doit toujours servir de boussole
ou guide, pour purger plus ou moins le malade; ce qui nécessite l'avis d'un médecin ou
chirurgien, ou d'un officier de santé.

Le jour du lendemain de la dernière purgation préparatoire, le malade se lavera, ou se
fera laver toute la surperficie du corps avec
un linge mouillé d'eau chaude, et surtout
en hiver, autant que possible, devant un feu
vif; ce qu'on répétera pendant quatre à cinq

jours de suite, et même plus, si on en a la commodité. Il faudra en outre que le malade se fasse bien essuyer et frotter le corps chaque fois qu'il aura été lavé, et se mette dans le lit, afin de favoriser la transpiration. Enfin, après la dernière *ablution* ou nettoyement du corps, le malade fera usage tous lessoirs, en se couchant, de douze à quinze grains de fleur de soufre, pris dans un jaune d'œuf; ou en bols, qu'il continuera de prendre, ainsi que d'une légère infusion de fleur de sureau, de scabieuse, ou de toutes autres plantes de même vertu, autant de temps qu'il sera nécessaire de se frotter avec la pommade sulfureuse; ce qui sera du plus ou moins continué, selon la nature de la gale. Pendant tout ce temps-là, le malade devra se tenir en garde contre les variations froides et humides du temps, surtout en hiver, époque où il devra se couvrir un peu plus, pour éviter la suppression de la transpiration; suppression qui non-seulement serait contraire à la guérison de cette maladie contagieuse, mais encore pourrait déterminer une infinité de maladies dangereuses, ou des infirmités incalculables. Il est essentiel (pour ceux qui en ont la faculté) de changer de linge tous les trois ou quatre jours pendant tout le temps des frictions; et le lendemain de chaque friction on se lavera, ou on se fera laver les parties frottées avec de l'eau chaude savoneuse, ou bien avec de l'eau où on aura fait bouillir du son : on ne gardera seulement que les hardes ordinaires, jusqu'à ce que le malade n'aperçoive plus aucun vestige de gale ; époque où il prendra deux bains de propreté avec du savon, pour rétablir, tant la propreté du corps que la transpiration.

Si, par cas, le malade est dans l'impossibilité de faire la dépense pour prendre les bains domestiques, etc., il aura la plus scrupuleuse attention de se bien décrasser tout le corps avec un linge mouillé d'eau chaude et savoneuse. Ce moyen est absolument nécessaire, et devra être employé pendant quatre à cinq jours ; ce qui doit être fait le soir, avant de se coucher. Cela fait, on se purgera *une* ou *deux fois* ; et avoir l'attention, après le dernier jour qu'on se sera décrassé, de ne plus remettre aucunes hardes qu'on aura portées pendant le traitement, à moins qu'elles n'aient été désinfectées par les moyens qui seront établis ci-après.

Méthode de faire les divers onguens ou pommades contre la gale , d'après les sentimens de plusieurs auteurs.

WILLIS prescrit l'onguent suivant : Prenez de l'axonge de porc , quatre onces ; de fleur de soufre , demi-once ; de la poudre de gingembre , un demi-gros ; de l'huile de tartre par défaillance (carbonate de potasse par déliquescence) ce qu'il en faut : mêlez le tout, et faites-en un onguent qu'on pourra aromatiser avec l'essence de bois de Rhodes , pour corriger l'odeur.

Borel conseille , pour les pauvres et pour les soldats, la seule lotion de savon noir ; mais il faut, dit-il, l'essuyer bientôt après , de peur qu'elle n'excorie la peau.

Barbette conseille , pour guérir la gale , le liniment suivant :

Prenez du soufre cru , deux gros ; du savon de Venise , un gros et demi ; du nitre purifié, demi-gros ; de la litharge d'or, deux gros ; du mercure doux (aquilla alba) , un gros et demi ; de l'onguent blanc de Céruse camphré, une once ; de l'huile distilée de bois de Rhodes , quatre gouttes : on mêle tout cela ensemble par un liniment.

L'auteur du Traité des tumeurs , année 1759 , recommande de se servir des recettes suivantes pour guérir de la gale. On prend, 1°. de la pulpe des racines de patience sauvage , ou *d'énula campana* (année) qu'on mêle avec le sain-doux, en forme d'onguent.

2°. Il recommande encore le salpêtre et la brique pilée , et mêlés ensuite avec le sain-doux, ou avec quelque pommade.

3°. Un liniment composé d'huile d'olive mêlée avec du vin blanc, en égale quantité, où l'on aura fait bouillir quelques feuilles de laurier-rose, jusqu'à la consomption du vin ; et de cette huile on frotte les jointures les plus malades.

MM. *Nicolas*, **Demarque** et *la Servolle* , médecins, conseillent l'onguent suivant: Prenez trois onces de soufre-vif, avec deux livres et demie d'huile d'olive , jusqu'à la consomption d'un quart ; on peut ajouter à ce liniment quatre gros de nitre et deux onces de suc de citron.

Boehraave , Lemery , Dodoneus , Gaspard Bauhin , Mathiole, et autres *auteurs*, ont conseillé l'usage d'une infusion de feuilles de tabac, soit dans l'eau commune, soit dans du vin blanc , pour faire des lotions contre la gale.

M. *Sumeyre* a chanté les louanges de la dentelaire pour guérir de la gale, et a proposé de s'en servir de la manière suivante : On prend deux poignées de racine de *dentelaire*, on la pile dans un mortier de marbre, on jette dessus une livre d'huile bouillante qu'on agite trois ou quatre minutes avec la racine, et enfin on passe le tout à travers un linge, avec forte expression : on forme un nouet de la racine restée sur le linge.

Pour faire usage de ce remède, il faut que l'huile soit bien chaude : alors on y trempe le nouet avec lequel on agite le dépôt qui s'est formé au fond de l'huile, et on s'en sert pour frotter un peu fortement toute la superficie du corps ; on réitère les frictions de douze en douze heures, et on les continue tant qu'il y a des restes de gale.

M. *Goullard* a conseillé et préconisé l'eau végéto-minérale pour guérir de la gale : on fait cette liqueur en mettant une cuillerée à café d'extrait de Saturne dans une bouteille d'eau commune, et deux cuillerées à café d'eau de vie ; on peut augmenter ou diminuer la quantité de l'extrait et de l'eau de vie, selon les circonstances tirées de la nature de la maladie, et de la sensibilité plus ou moins grande de la partie sur laquelle on

applique le remède : on s'en sert en s'humectant les différentes parties du corps avec un
linge imbibé de cette eau.

« Je prie le lecteur de se souvenir que je
» me suis expliqué dans le cours de cet ou-
» vrage, sur les dangers que plusieurs de
» ces onguens ou linimens occasionnent,
» quand on s'en sert pour guérir de la gale,
» et qu'en les mettant ici, je ne prétends au-
» cunement les approuver ».

*Manière de désinfecter les vêtemens qui ont
servi pendant tout le traitement fait à la
gale, ou ceux qu'on a portés avant ledit
traitement.*

On lavera et on savonnera tant les che-
mises, bas, culottes, pantalons et autres
effets qui en pourront être susceptibles, que
les vêtemens des femmes et ceux des enfans.
Ensuite on les mettra dans une chambre, sur
une corde ou latte, en observant que chaque
effet soit bien étendu pour recevoir la vapeur du soufre qui s'élèvera d'un fourneau,
assiette ou plat établi au-dessous desdits ob-

jets, et à la hauteur d'un mètre (de trois
pieds ou environ): en conséquence, on mettra sur ledit fourneau garni de braise ou de
charbon bien allumé, une once de soufre;
ayant grand soin, après que le soufre sera
allumé, de fermer les croisées et portes, de
même que toutes les issues de la chambre,
lesquelles resteront fermées pendant vingt-
quatre heures. Après cet espace de temps,
on retournera les vêtemens, et on les expo-
sera à une seconde fumigation qui aura lieu
comme la première, et avec les mêmes précautions.

On peut aussi se servir, pour désinfecter
les hardes ou autres effets, de lessive de
cendres de bois neuf, et encore mieux de
celles de sarment, où l'on fera bouillir les-
dits effets, et ensuite les savonner et les bien
laver à l'eau chaude. Ce dernier moyen est
plus commode et plus facile pour la classe
indigente, et même pour les personnes
aisées.

Onguent sulfureux, peu dispendieux.

Prenez fleur de soufre, trois onces ;
    Sel de cuisine, ou marin, bien
       écrasé . . . . . . trois gros.
    Sain-doux, ou suif
       de bouc . . . . . six onces.

Faites fondre le sain-doux ou le suif, dans lequel vous jeterez ensuite le sel bien écrasé ou porphyrisé, et remuez le tout dans un vase de terre vernissé, jusqu'à consistance d'onguent. Quand on se servira de suif, il faudra ajouter une quantité suffisante d'huile, afin qu'on puisse se servir convenablement de l'onguent.

La dose, pour chaque friction, est, pour les adultes de *deux gros* ; et pour les enfans, on diminuera de dose, selon leurs différens âges. On se frottera tous les soirs devant le feu (surtout en hiver) de la manière suivante, observant néanmoins qu'on ne doit pas se frotter ni le ventre, ni la poitrine, ni le dos ou eschine, non plus que les bourses, ni les mamelles, ou seins.

En

En conséquence, on commencera à se frotter les deux pieds jusqu'aux chevilles ; le lendemain, depuis les chevilles jusqu'aux jarrets ; et le troisième soir, depuis les jarrets jusqu'aux aines ; le quatrième soir, les deux mains et les poignets seront frottés ; le cinquième soir, depuis les poignets jusqu'aux coudes (sans frotter dans le pli du bras ou de la saignée ; le sixième soir, depuis les coudes jusques et y compris les aisselles. Si, après ces six frictions, la gale n'était pas totalement guérie, on recommencerait à se frotter, mais seulement sur les jarrets et les cuisses, de même qu'aux poignets et sous les aisselles.

Il est rare que la quantité d'onguent prescrite ci-dessus, ne suffise pas pour guérir de cette maladie ; mais si, par cas, elle avait lieu, il faudrait s'en procurer de nouveau. Nous observons que nous n'entendons parler que de la gale simple, et non pas de *celle* qui pourrait être compliquée de vice vérolique ou scorbutique : auquel cas, ainsi que nous l'avons déjà dit, il faudrait employer les remèdes analogues à ces maladies, avant de traiter la gale ; maladies dont le traitement ne peut et ne doit être fait que par des médecins et des chirurgiens, ou des officiers de

santé , instruits et praticiens. Je dois observer encore qu'il est prudent , de la part des
femmes,qu'elles ne se frottent point pendant
tout le temps de leur règles , pour éviter des
accidens , par suite de quelques dérange-
mens dans l'ordre naturel de leur constitution.

---

*Onguent sulfureux aromatisé ,pour éclipser
l'odeur du soufre.*

Pʀᴇɴᴇᴢ, soufre sublimé (fleur de soufre) , { 96 grammes, ou trois onces.

Muriate d'ammoniaque (sel ammoniac), { 12 grammes, ou trois gros.

Potasse mélangée de car-bonate de potasse par déliquescence (huile de tartre par défaillance), { 4 grammes ou un gros.

Beurre, ou sain-doux , { 192 grammes, ou six onces.

Toutes les matières seront intimement mêlées ensemble ; après quoi, on aromatisera cet onguent avec l'huile distillée du bois de Rhodes, à la dose de quinze gouttes, et plus, s'il est nécessaire, afin d'anéantir l'odeur du soufre. A défaut d'huile de bois de Rhodes, on pourra se servir de l'essence de citron à la dose d'un gros et plus, s'il y a lieu. La dose de chaque friction est la même que celle prescrite antérieurement ; et en se servant de cet onguent, on doit avoir les mêmes précautions que celles prescrites à l'article précédent.

Nota. On trouve une pommade sulfureuse sans odeur, chez M. *Lepère*, pharmacien, place Maubert ; et chez M. *Dufilhot*, pharmacien, rue de Richelieu, vis-à-vis celle du Hasard.

Je terminerai cet assai, en exposant la nécessité qu'il y a de faire usage des bains d'eau minérale sulfureuse, après les frictions finies.

Des bains.

Autant les bains domestiques, ou de rivière, sont utiles pour guérir de la gale, comme moyen préparatoire, autant les bains d'eau minérale sulfureuse sont nécessaires dans certains cas, pour terminer la guérison de cette maladie désastreuse, comme, par exemple, quand elle est la suite d'une transpiration supprimée, ou quand, cette maladie a séjourné long-temps, dans la masse des humeurs ; soit enfin, lorsqu'elle a été mal guérie par un traitement primitif, etc. etc.

Les bains ont été regardés par les peuples les plus anciens, comme un moyen curatif dans toutes les maladies, et même comme prophylactique, ou préservatif. Ce qui, sans doute, avaient déterminé les anciens Païens de les appeler sacrés. *Namquæ miranda sunt, et occulta sacra videntur.* La traduction nous apprend qu'avant l'empire des Grecs et des Romains, on faisait beaucoup d'usage des bains. *Platon*, qui vivait y il a *deux mille deux cent trente ans*, rapporte qu'il apprit, par les plus anciens mémoires des Egyptiens, que ces peuples avaient des bains très-magnifiques, tant pour les rois que pour les hommes, ainsi que pour les chevaux, et autres animaux de servitude.

A ce sujet, il s'exprime ainsi :

Utebantur autem fontibus tam calidis quàm frigidis perenni et copioso latice de-

mannantibus : quibus et ad voluptatem et
ad necessitatem mirabilis quidam constabat
usus. Circa verò illos fontes extructæ erant
ædes et arbores consitæ opportunis in locis,
in quibus aptatæ erant partim subdio, partim subtecto. Calidis lavacris hiberno tem-
pore accommodatæ : seorsim regibus et pri-
mariis viris, seorsim privatis hominibus ; et
aliæ mulieribus, aliæ equis, aliisque jumen-
tis. *Vid. Platonis critias, tom. tert., p.*
117. Ex nova Joannis Serrani. Interpret.

Homère, le plus ancien des auteurs des
Grecs, en dit autant de ses concitoyens,
Vid. odiss. θ aut., lib. 8, pag. 175. *Pline,*
qui vivait il y a plus de dix-huit cents ans
(sous l'empereur Vespasien), dit que les
Romains n'avaient recours à aucun remède,
qu'aux bains, quand ils étaient malades,
tellement ils les avaient en vénération par
suite de leurs effets salutaires ! Long-temps
avant Pline, *Hippocrate* dit, en parlant
des bains chauds : « *Loti utililatem sen-*
tiunt et læduntur non loti : lateris pec-
toris et dorsi dolorem balneum mittigat,
sputum maturat, educit et facilem spira-
tionem reddit et lassitudines tollit cum
articulos et extremam cutim emoliat,
urinas provocat. etc. 3. de ration. vict.

On distingue les eaux minérales sulfureuses en naturelles et en factices.

LES eaux naturelles sont celles qui sortent des entrailles de la terre, telles sont les eaux d'Aix, chef-lieu du département des Bouches-du-Rhône ;

De Dax, petite ville du départ. de l'Arriège ;

De Daqs ou Dax, département des Landes ;

De Aix, au Mont-Blanc, département du même nom ;

D'Aix-la-Chapelle, départ. de la Roër ;

D'Aleth, département de l'Aude ;

De Amand (St.), près Valenciennes, département du Nord ;

D'Aigues-Caudes, à six lieues de Pau, et à une lieue de *Larens*, département des Basses-Pyrénées ;

De Barrèges, départ. des Hautes-Pyrénées ;

De Bagnères, idem ;

De Bourbon-l'Archambault, département de l'Allier ;

De Bourbon-les-Bains, à quatre lieues de Langres, départ. de Haute-Marne ;

De Bourbon-Lanci, département de Saône et Loire ;

De Bagnères de Luçon, département de Haute-Garonne ;

De Bagnols, à deux lieues de *Mende*, département de la Lozère ;

De Balarue, près *Montpellier*, département de l'Hérault ;

De Bains , à trois lieues de *Plombières* , département des Vosges ;

De Bains, près *Arles*, département des Pyrénées orientales ;

De Baden en Helvétie ;

De Cauderetz, départ. des Hautes-Pyrénées ;

De Chaudes - Aigues , à quatre lieues de *St.-Flour*, département du Cantal ;

De Châtel-Guyon, départ. du Puy-de-Dôme ;

De Capver, à quatre lieues de *St.-Bertrand*, département de Haute-Garonne ;

De Cambo, à trois lieues de *Bayonne*, département des Basses-Pyrénées ;

De Caldas, à trois lieues de *Mont-Louis* , département des Pyrénées Orientales ;

De Cransac , département de l'Aveyron ;

De Castera-Vivant, à deux lieues d'*Aire* et de *Condom*, département du Gers ;

De Digne , chef-lieu du département des Basses-Alpes.

De Dieulefit , département de la Drôme ;

D'Evaux-sur-Cher, département de la Creuse ;

Des Eaux-Bonnes , près *Pau*, département des Basses-Pyrénées ;

De Laurent (St.), à cinq lieues de *Joyeuse*, département de l'Ardèche ;

(152)

De Luxeuil, département de la Haute-Saône;

De Lurde , dans la vallée d'Aspe , département des Basses-Pyrénées ;

De Lamalon, près de *Béziers*, département de l'Hérault;

De Laprete, dans le Haut-Valespir, département des Pyrénées Orientales ;

De Mont-de-Marsan , département des Landes. (M. *Betbeder*, professeur royal en l'ancienne faculté de médecine de Bordéaux, les conseille contre les dartres);

De Molitz, près de Prades, département des Pyrénées Orientales;

Du Mont-d'Or , départ. du Puy-de-Dôme ;

De Monéstier, près *Briançon*, département des Hautes-Alpes;

De Neris, à une lieue de *Montluçon*, département de l'Allier;

De Plombières , département des Vosges ;

De Vichi , département de l'Allier ;

De Varne , à une lieue de *Ville-Franche*, département des Basses-Alpes ;

De la vallée de Montmorency , près *Paris*, département de Seine et Oise.

On en trouve encore tant en Italie qu'en Angleterre, etc. En faisant l'énumération des eaux minérales sulfureuses précitées, je n'ai point eu la prétention de croire qu'elles possèdent également les principes sulfureux; car je présume que les eaux qui les possèdent sont en petit nombre, ainsi que le pense M. *Monet. Voyez* Mémoire des *savans* et *étrangers*, tom. II.

On peut faire usage de ces eaux minérales tant en boisson qu'en bains ; mais à cet effet, il faudra toujours consulter les médecins ou chirurgiens près de ces eaux. Car, comme le remarque judicieusement M. *Leroy*, professeur en médecine au ludovicée de Montpellier, ici on peut dire des eaux minérales, comme de tous les remèdes efficaces, que, très-utiles lorsqu'elles sont employées avec prudence et discernement, elles deviennent nuisibles lorsqu'on les prend dans des cas auxquels elles ne conviennent pas. Le fait suivant vient à l'appui de cette assertion : en l'an 8, une dame prenant tant en bains qu'en boisson les eaux thermales de Plombières, lui déterminèrent un crachement de sang, des vertiges ou tournement de tête, etc. ; accidens qui l'obligèrent de se rendre à *Luxeuil*, chez un de ses parens : celui-ci me fit prier de me rendre près de cette dame, relativement à sa maladie. Après qu'elle m'eût instruit tant de son état présent que de ce qui l'avait précédé (elle avait eu une maladie psorique, qui l'avait déterminée d'aller à *Plombières*, où elle avait fait usage des eaux, sans consulter de médecin relativement à son tempérament), je la tranquillisai en l'assurant qu'elle serait bientôt débarrassée de ses inquiétudes, à condition qu'elle cesserait tout usage d'eaux minérales : ce qu'elle fit, et dans l'espace d'un mois, aucun vestige des accidens précités n'existaient plus.

Des eaux factices.

LES eaux minérales factices sont celles qu'on peut composer dans toutes circonstances où on ne peut se rendre aux eaux minérales naturelles. Pour imiter *celles-ci*, on prendra du foie de soufre, ou hépar (sulfure calcaire ou de chaux), fait par infusion, cinq ou six, et même sept onces, qu'on fera dissoudre dans un muid, ou dans un tonneau ou barrique, contenant environ deux cents pintes d'eau bien chaude : ensuite le malade se mettra dans ce bain, après que l'eau aura été agitée en tous sens ; le degré de chaleur ne devra être que de dix-huit jusqu'à vingt-quatre degrés du thermomètre de *Réaumur*. Cependant, comme la plus grande majorité des personnes n'a pas de thermomètre, on peut y suppléer : à cet effet, le malade plongera son coude nud dans le bain qu'il voudra prendre. Si la chaleur de l'eau était trop forte, il faudra y ajouter de l'eau froide au degré convenable, et *vice versâ*.

La quantité des bains qu'on prendra, devra toujours être, en raison des causes qui avaient produit la gale, et son ancienneté, de même qu'au *tempérament* du malade, ainsi que le conseille Hippocrate. *Vid. 3 regimen. acutis.* Ce qui ne peut être décidé que par les gens de l'art, instruits et praticiens.

Enfin, on peut préparer les eaux minérales sulfureuses de la manière rapportée par le célèbre M. *Fourcroy*, conseiller d'état, directeur général de l'instruction publique; il dit : « Quand on veut préparer des eaux
» sulfureuses, on sature l'eau bien bouillie,
» et privée d'air, de gaz hidrogène sulfuré,
» dégagé du sulfure alcalin, ou du *sulfure*
» de fer; l'un ou l'autre réduit en poudre,
» et sur lesquels on verse de l'acide sulfuri-
» que ou muriatique, étendu d'eau. Quand
» on a saturé cette eau par une légère agi-
» tation, on y introduit les sels ou les ma-
» tières fixes qu'on sait y être contenues.
» Dans cette imitation on ne se propose pas
» d'insérer dans les eaux qu'on fabrique,
» les matières inertes, les carbonates et sul-
» fates de chaux qu'on a trouvés dans *celles*
» de la nature que l'on veut imiter : on y
» fait entrer que les sels sapides actifs; on
» les emploie bien purs et cristallisés : on
» peut même les ajouter en plus grande
» quantité qu'ils ne le sont dans la nature, et

» préparer ainsi des eaux plus fortes et plus
» pénétrantes que celles qu'on veut imiter.
   » *Bergmann* a donné ainsi le moyen d'i-
» miter les eaux de *Seidschutz*, de *Seltz*,
» de *Spa*, de *Pyrmont*, de *St.-Charles* en
» Bohême , et *d'Aix-la-Chapelle*. Voici ,
» d'après son analyse, les principes qu'il pro-
» pose de dissoudre dans l'eau , pour imiter
» chacun de ces liquides , jouissant en effet,
» pour la plupart, d'une grande réputation ».
J'offre d'abord dans ce tableau la quantité
de ces principes en grains, rapportée aussi
par *Bergmann*, à une quantité d'eau également
ment estimée en grains, et ensuite leur
préparations en frictions décimales, ou en
millièmes, des eaux qui les contiennent.
Voyez Systéme des *conn.* chimiq. , par
M. Fourcroy, *tom.* 4, *pag.* 318 , art. 54 et
55. Paris , an 9.

Salus populi , suprema lex.

CICER.

FIN.

TABLE

DES MATIERES.

Pag.

par

Pag.

Pag.

Fin de la Table.

ERRATA.

Pages	Lignes	Au lieu de	Lisez
46	1er.	80 ans	30 ans.
51	2me.	luxenil	luxeuil
90	9	*retro pulsi*	*retropulsi*
112	5	au boux	au bout.
128	6	d'anoxonge	d'axonge
130	20	*sede macre*	*sedum acre.*
131	3	*multis*	*multi.*
137	8	lessoirs	les soirs.
140	7	année	aunée.
144	15	donze gros	deux gros.